Luan Ferr

Arkturianer
Energieheilung

Originaltitel: Arcturianos - Cura Enegética
Copyright © 2023, veröffentlicht im Jahr 2024 von Luiz Antonio dos Santos ME.
Dieses Buch befasst sich mit Energieheilungspraktiken und erforscht Verbindungen mit subtilen Energien, um Wohlbefinden und Gleichgewicht zu fördern. Es soll zur Selbsterkenntnis und persönlichen Entwicklung anregen, indem es einen umfassenden und praktischen Überblick über das Thema bietet. Es ist jedoch kein Ersatz für eine professionelle medizinische oder psychologische Beratung.
Energieheilung
Zweite Auflage

Produktionsteam der zweiten Auflage
Autor: Luan Ferr
Lektorat: Virginia Moreira dos Santos
Grafische Gestaltung und Layout: Arthur Mendes da Costa
Umschlag: Anderson Casagrande Neto
Übersetzung: Igor Balls

Veröffentlichung und Kennzeichnung
Energieheilung / Von Luan Ferr
Ahzuria Verlag, 2024
Kategorien: Körper, Geist und Seele / Spiritualität
DDC: 158.1 - CDU: 613.8
Copyright Hinweis
Alle Rechte vorbehalten:
Booklas Publishing / Luiz Antonio dos Santos ME
Dieses Buch darf ohne ausdrückliche Zustimmung des Urhebers weder ganz noch teilweise in elektronischer oder gedruckter Form vervielfältigt, verbreitet oder übertragen werden.

Inhaut

Vorwort 5
1 Jenseits des Bekannten.. 9
2 Die Geheimnisse des Universums....................... 12
3 Kosmische Boten 15
4 Die Prinzipien des Bewusstseins......................... 18
5 Die arkturianische Frequenz 21
6 Wächter des Friedens 26
7 Spirituelle Entwicklung.. 29
8 Zeichen, Symbole und Channelling 32
9 Kosmische Heilung 35
10 Astralreisen und dimensionale Begegnungen 38
11 Der Aufstieg des Bewusstseins 42
12 Das göttliche Potenzial freisetzen 46
13 Werkzeuge für die Transformation 50
14 Sternenkind 53
15 Die Erweiterung des Bewusstseins 57
16 Intergalaktische Kollaboration 60
17 Zugang zu den höheren Dimensionen................ 63
18 Energetisches Gleichgewicht wiederherstellen ... 66
19 Planetarische Bewusstheit 69
20 Altes Wissen 72
21 Schwingungstransformation............................... 75
22 Einheit im Multiversum 78
23 Spiritueller Weg 81
24 Heilen und Transformieren 84

25 Ausgerichtete Erlebnisse anziehen 87
26 Kollektives Bewusstsein 90
27 Bewusste Manifestation 93
28 Die Reise der Seele 99
29 Vereinheitlichung des Bewusstseins 104
30 Spirituelle Meisterschaft 109
31 Kosmische Bestimmung 115
32 Erweiterung des Bewusstseins 119
33 Energetische Harmonisierung 121
34 Multidimensionale Fähigkeiten 124
35 Galaktisches Bewußtsein 133
36 Die Wiederverbindung mit der Quelle 136
37 Arkturianisches Licht 139
38 Der Aufstieg der Menschheit 141
39 Kosmische Einheit 144
40 Praktischer Teil 147
41 Channeln 148
42 Automatisches Schreiben 152
43 Meditation 155
44 Visualisierung 158
45 Sprechen in Trance 161
46 Telepathische Kommunikation 164
47 Verbinden mit dem inneren Selbst 167
48 Verbinden mit dem höheren Selbst 170
49 Stille 173
50 Selbstverbundenheit 176
51 Energieheilung 179

52 Kosmisches Heilen 182
53 Astralreisen und interdimensionale Begegnungen 185
54 Erweiterung des Bewusstseins 189
55 Aktivierung der DNA 192
56 Bewusstes Atmen 196
57 Zellregeneration 199
58 Das Sternenkind finden 202
59 Zugang zum Sternentor 205
60 Energetische Transmutation 208
61 Verankerung 213
62 Arcturianische Resonanz 216
63 Selbsterkenntnis 220
64 Gaben erkennen 224
65 Arkturianisches Licht ausstrahlen 227
66 Aufstieg des Bewusstseins 231
Danksagung 234

Vorwort

Ganz gleich, welcher Religion du angehörst, wie du glaubst oder wie du alles um dich herum siehst, dein Ursprung ist göttlich, und weil er göttlich ist, ist die Energie, die alles durchdringt, immer in Reichweite. Wir sind Teil eines größeren Ganzen.

Nach vielen Nachforschungen habe ich herausgefunden, dass es in vielen verschiedenen Kulturen den Glauben gibt, dass Energien, die wir nicht sehen oder fühlen können, alles um uns herum kontrollieren. Selbst in Kulturen, die völlig unterschiedlich und Ozeane voneinander entfernt sind, ist ihr Glaube an das, was man nicht sehen kann, im Wesentlichen identisch.

Kulturen auf der ganzen Welt haben seit jeher an die Götter geglaubt, die alles kontrollieren, und haben diesen Göttern gehuldigt, um sich ihre Gunst zu verdienen. Diese Form des Glaubens ist in der menschlichen DNA verankert, es gibt kein Entrinnen, so dass wir immer an etwas Größeres als uns selbst geglaubt haben und immer glauben werden. Aber die

Menschheit hat sich weiterentwickelt, wir leben nicht mehr in Unwissenheit.

Wissenschaftler würden sagen, dass das, was wir Religiosität, Glauben oder wie auch immer Sie es nennen wollen, nichts weiter als eine Geisteshaltung ist, aber sie stimmen alle darin überein, dass, wenn wir Kraft im Unbekannten suchen, sich unsere Geisteshaltung ändert, unsere Art, die Welt zu sehen, sich ändert und das Wunder geschieht.

Während ich dieses Buch über Energieheilung schrieb, kam ich zu der Überzeugung, dass viele Krankheiten ihre Wurzeln nicht im physischen Körper haben, obwohl sich in diesem physischen Körper das Böse manifestiert. Diese Manifestation geschieht, weil wir mit fünf Sinnen begabte Wesen sind, so dass wir uns eines installierten Übels erst dann bewusst werden, wenn es über die energetische Sphäre hinausgeht und diese Sinne erreicht.

Auf den folgenden Seiten werden wir die Tiefen der Energieheilung erforschen und in die Geheimnisse und uralten Praktiken eintauchen, die verschiedene Traditionen durchdringen. Wir werden entdecken, wie die feinstoffliche Energie kanalisiert, gelenkt und genutzt werden kann, um Gleichgewicht, Harmonie und Wohlbefinden in unserem Leben zu fördern.

In diesem Buch teile ich das Wissen über Energieheilung in theoretischer Form und erkläre dann (in den letzten Kapiteln) die Techniken, die mit jeder Praxis verbunden sind.

Viel Spaß beim Lesen

1
Jenseits des Bekannten

Das riesige Universum umfasst viel mehr, als wir uns vorstellen können. In diesem unendlichen Universum gibt es eine kosmische Ethnie, die als Arkturianer bekannt ist, außergewöhnliche Wesen, die die Neugier derer wecken, die die Wunder des Kosmos verstehen wollen. In diesem Buch begeben wir uns auf eine Reise jenseits des Bekannten und tauchen ein in die faszinierende Welt der Arkturianer, von Energieheilungen bis zur Bewusstseinserweiterung.

Die Arkturianer sind eine hochentwickelte Zivilisation, die im Arkturus-Sternensystem im Sternbild Boötes beheimatet ist. Ihre Existenz reicht Jahrtausende zurück, und sie haben eine bedeutende Rolle in der spirituellen Entwicklung und Evolution der Arten im gesamten Universum gespielt. Mit ihrer hoch entwickelten Technologie und Weisheit gelten die Arkturianer als Meister des Lichts und des Bewusstseins.

Im Laufe der Zeitalter waren die Arkturianer für viele Wahrheitssuchende eine Quelle der Inspiration und

Führung. Ihr Wissen deckt ein breites Spektrum an Themen ab, von universellen Gesetzen bis hin zu Energieheilung, bewusster Manifestation und erweiterter Spiritualität. Die Weisheit der Arkturianer wurzelt in einem Verständnis der Einheit der gesamten Schöpfung und der Macht der bedingungslosen Liebe als transformative Kraft.

Ein entscheidendes Merkmal der Arkturianer ist ihr friedlicher und wohlwollender Umgang mit allen Formen des Lebens. Sie erkennen die Bedeutung der universellen Harmonie und arbeiten unermüdlich daran, das energetische Gleichgewicht auf allen Ebenen zu erhalten. Die Arkturianer sind wahre Hüter des Friedens, die sich für die Verbreitung von Verständnis, Mitgefühl und Heilung im gesamten Kosmos einsetzen.

Zusätzlich zu ihren fortschrittlichen technologischen Fähigkeiten besitzen die Arkturianer außergewöhnliche psychische und sensorische Fähigkeiten. Sie sind Meister in der Kunst des Kanalisierens und können sich mit anderen Lebensformen verbinden, die von ihnen kosmische Botschaften und Führung erhalten. Die Kommunikation mit den Arkturianern erfolgt oft durch Symbole, Zeichen und Träume, die Portale des Verständnisses öffnen und tiefe Wahrheiten offenbaren.

Wenn man sich auf die Frequenz der Arkturianer einstellt, ist es möglich, einen Bewusstseinsanstieg zu erleben und das eigene Verständnis des Universums zu erweitern. Diese Verbindung mit den Arkturianern kann zu einem spirituellen Erwachen und einer tiefgreifenden persönlichen Transformation führen. Es ist, als ob die Grenzen des Bekannten verschwinden und sich Geist und Herz für eine größere und bedeutungsvollere Realität öffnen.

Unsere Reise zum Verständnis der Arkturianer hat gerade erst begonnen. Während wir ihre Kultur, ihre Weisheit und ihren Einfluss tiefer erforschen, werden wir in einen Ozean von Wissen und Erfahrungen eintauchen, der unsere Wahrnehmungen herausfordern und uns einladen wird, unseren Horizont zu erweitern. Machen Sie sich bereit für dieses unglaubliche Abenteuer und entdecken Sie die Geheimnisse der Arkturianer, die uns ein tieferes Verständnis von uns selbst und dem weiten Kosmos um uns herum ermöglichen.

2
Die Geheimnisse des Universums

In dem riesigen und rätselhaften Universum hat jede kosmische Ethnie eine einzigartige und faszinierende Geschichte. Lassen Sie uns in die Geheimnisse um die Herkunft der Arkturianer eintauchen und versuchen, den Ursprung und den Zweck ihrer einzigartigen Existenz zu verstehen.

Die Geschichte der Arkturianer reicht bis in eine Zeit vor dem kollektiven Gedächtnis zurück. Sie tauchten zu einer Zeit auf, als das Universum noch im Entstehen begriffen war, als die Sterne gerade geboren wurden und die Planeten sich zu verfestigen begannen. Die Arkturianer entstanden als eine Ethnie hochentwickelter Wesen, deren Entwicklung eng mit der Erweiterung des Bewusstseins und der Suche nach universeller Weisheit verbunden ist.

Der genaue Ursprung der Arkturianer bleibt ein Rätsel. Sie glauben, dass ihre Wurzeln mit kosmischen Urkräften verwoben sind, die sich im Laufe ihrer Entwicklung auf einzigartige Weise manifestieren. Einige Arkturianer glauben, dass sie eine hybride

Spezies sind, das Ergebnis einer Kreuzung zwischen verschiedenen galaktischen Ethnien, während andere die Vorstellung vertreten, dass sie Wesen des reinen Lichts sind, deren transzendentale Essenz die physischen Grenzen überschreitet.

Ein bemerkenswertes Merkmal der Arkturianer ist ihre tiefe Verbundenheit mit Spiritualität und erweitertem Bewusstsein. Schon in den frühesten Stadien ihrer Entwicklung zeigten sie eine natürliche Affinität zu den höheren Dimensionen des Wissens und ein tiefes Verständnis der universellen Gesetze. Durch Praktiken der Meditation, Selbstbeobachtung und inneren Suche verfeinerten die Arkturianer ihre Fähigkeit, sich mit der göttlichen Essenz des Universums zu verbinden und Zugang zu Existenzebenen jenseits des menschlichen Verständnisses zu erhalten.

Die Evolution der Arkturianer wurde von der unaufhörlichen Suche nach Wahrheit und dem Wunsch angetrieben, ihre Weisheit mit anderen kosmischen Ethnien zu teilen. Im Laufe ihrer Existenz haben sie ein Netz der Kommunikation und Interaktion mit Zivilisationen in der ganzen Galaxis aufgebaut, um Wissen und Informationen auszutauschen und zum gegenseitigen Wachstum beizutragen. Die Arkturianer haben eine grundlegende Rolle bei der Entstehung und Entwicklung vieler kosmischer Kulturen und Gesellschaften gespielt und ihre Spuren in jedem Winkel des Universums hinterlassen.

Während wir die Ursprünge der Arkturianer erforschen, ist es wichtig zu erkennen, dass ihre Existenz Zeit und Raum übersteigt. Sie sind multidimensionale Wesen, die in der Lage sind, die Grenzen der linearen Zeit zu überschreiten und gleichzeitig Zugang zu verschiedenen Realitäten zu haben. Ihr Verständnis von Zeit ist nicht linear und erlaubt es ihnen, die vielfältigen Möglichkeiten des Universums zu erahnen und die Flugbahn des kosmischen Schicksals zu beeinflussen.

Obwohl die Arkturianer eine fortschrittliche und weise Ethnie sind, hatten sie auch mit Herausforderungen und Hindernissen zu kämpfen. Im Laufe der Jahrhunderte haben sie gelernt, die Begrenzungen der Dualität zu überwinden und sich mit der Kraft der bedingungslosen Liebe als einer transformativen Kraft zu verbinden. Dieses tiefe Verständnis von Einheit und universeller Verbindung ist die Grundlage ihrer Weisheit und leitet ihren Weg im Universum.

Während wir tiefer in die Geheimnisse des Universums und die Ursprünge der Arkturianer eintauchen, werden wir in ein Reich der Entdeckung und Reflexion geführt, das unser konventionelles Verständnis herausfordert. Machen Sie sich bereit, Ihren Horizont zu erweitern und die Geheimnisse zu entdecken, die sich hinter den Sternen verbergen, während wir unsere Reise durch die kosmischen Weiten fortsetzen.

3
Kosmische Boten

Die Arkturianer haben eine lebendige Verbindung zur Erde aufrechterhalten. Sie erkennen die Bedeutung unseres Planeten als Brennpunkt für Transformation und spirituellen Aufstieg. Die Arkturianer sehen die Erde als eine Schule des Lernens, in der die Seelen die Möglichkeit haben, die Dualität zu erfahren und sich zum Licht hin zu entwickeln.

Als kosmische Boten spielen die Arkturianer eine entscheidende Rolle in der Kommunikation zwischen verschiedenen galaktischen Ethnien und der Menschheit. Sie fungieren als Vermittler, die Lehren, Führung und Heilenergien übermitteln. Die Arkturianer haben ein tiefes Verständnis für die Bedürfnisse und Herausforderungen der Erde und setzen sich dafür ein, den Aufstieg der Erde zu unterstützen.

Eine der Möglichkeiten, wie die Arkturianer mit der Menschheit in Verbindung treten, ist das Channeling. Sie kommunizieren mit sensiblen und erwachten Menschen und übermitteln Botschaften der Weisheit, Liebe und Unterstützung. Durch diese

Channelings bieten die Arkturianer wertvolle Führung für die spirituelle Evolution und die Erschaffung einer höheren, harmonischeren Realität.

Neben der direkten Kommunikation senden die Arkturianer auch Heilenergien und -frequenzen aus. Diese Energien wirken als Katalysator für Transformation und Bewusstseinserweiterung. Die Arkturianer arbeiten eng mit den Elementarwesen (den Hütern der Erde) zusammen, um die Energien des Planeten zu reinigen und auszugleichen und so die Heilung und die Wiederherstellung des natürlichen Gleichgewichts zu fördern.

Die Anwesenheit der Arkturianer auf der Erde ist nicht nur auf den energetischen Bereich beschränkt. Sie sind auch dafür bekannt, dass sie astrale Besuche und dimensionale Begegnungen mit denjenigen durchführen, die bereit sind, sie zu empfangen. Während dieser Erfahrungen geben die Arkturianer fortgeschrittene Lehren weiter, erweitern das Bewusstsein und aktivieren latente Potenziale in den Menschen, was ihr spirituelles Wachstum beschleunigt.

Die Arkturianer verstehen die Bedeutung von Einheit und Zusammenarbeit zwischen den verschiedenen kosmischen Ethnien. Sie fördern die intergalaktische Zusammenarbeit und schließen sich mit anderen Zivilisationen zusammen, um den spirituellen Fortschritt und die Erweiterung des Bewusstseins im gesamten Universum voranzutreiben. Die Arkturianer erinnern die Menschheit daran, dass wir alle miteinander verbundene Wesen sind, Teil eines kosmischen Netzes aus Liebe und Licht.

Wenn wir unser Verständnis der Verbindung der Arkturianer zur Erde vertiefen, können wir das Ausmaß ihrer Präsenz und ihres Einflusses erkennen. Sie sind Boten eines höheren Bewusstseins, die uns an unsere göttliche Essenz erinnern und uns befähigen, den Weg der spirituellen Evolution zu gehen.

Mach dich bereit, dich auf die Energien der Arkturianer einzustimmen, öffne dein Herz für ihre Botschaften und erlaube ihrer göttlichen Präsenz, dich auf deiner Reise des Erwachens zu begleiten. Inmitten der Turbulenzen und Herausforderungen der Welt bieten uns die Arkturianer ihr Licht und ihre Weisheit an und erinnern uns daran, dass wir Mitschöpfer einer Realität sind, die auf Liebe, Einheit und erweitertem Bewusstsein beruht.

4
Die Prinzipien des Bewusstseins

Im Herzen des arkturianischen Bewusstseins liegt eine Reihe von Grundprinzipien, die seine Existenz und Interaktion mit dem Universum leiten. Wir werden diese Prinzipien erforschen und untersuchen, wie sie sich im Leben der Arkturianer manifestieren, wobei wir die zentrale Rolle von Liebe und Einheit in ihrer Philosophie hervorheben.

Für die Arkturianer ist die Liebe die ursprüngliche Kraft, die den gesamten Kosmos durchdringt. Sie sind sich bewusst, dass die Liebe die göttliche Essenz von allem ist, was existiert, und dass Heilung, Transformation und spirituelle Erhebung durch die Liebe erfolgen. Die Liebe ist das Gewebe, das alle Lebensformen miteinander verbindet, die Grenzen von Zeit und Raum überwindet und eine tiefe Harmonie zwischen allen Lebewesen im Universum schafft.

Im arkturianischen Bewusstsein wird die Liebe als eine lebendige und kraftvolle Energie gesehen, die frei fließt, ohne Einschränkungen oder Urteile. Es ist eine bedingungslose Liebe, frei von Erwartungen oder

Begrenzungen, die die gesamte Schöpfung umarmt. Die Arkturianer laden uns ein, unsere Herzen für diese bedingungslose Liebe zu öffnen und ihr zu erlauben, sich in unserem Leben und in unseren Interaktionen mit anderen zu manifestieren.

Neben der Liebe ist die Einheit ein wesentliches Prinzip in der arkturianischen Weltanschauung. Arkturianer erkennen, dass alle Lebensformen miteinander verbunden sind und dass wir Teil eines größeren Ganzen sind. Sie verstehen, dass Trennung und Teilung Illusionen des menschlichen Geistes sind und dass wir in Wirklichkeit alle miteinander verbundene Aspekte des universellen Bewusstseins sind.

Im arkturianischen Bewusstsein wird die Einheit als ein Zustand erweiterten Bewusstseins geschätzt und kultiviert. Die Arkturianer ermutigen uns, die Grenzen der Dualität zu überschreiten und die Verbundenheit aller Dinge zu erkennen. Indem wir die Einheit annehmen, sind wir in der Lage, oberflächliche Unterschiede zu überwinden und uns in einem gemeinsamen Ziel der spirituellen Evolution und kosmischen Harmonie zu vereinen.

Diese außergewöhnlichen Wesen laden uns ein, uns an unsere göttliche Natur und die uns innewohnende Verbindung zu erinnern. Sie lehren uns, dass wir, wenn wir aus Liebe und Einheit heraus handeln, Konflikte überwinden, Wunden heilen und eine Realität schaffen können, die auf Mitgefühl, Zusammenarbeit und gegenseitigem Respekt beruht.

Das arkturianische Bewusstsein erinnert uns daran, dass die Suche nach Liebe und Einheit im Inneren beginnt. Durch Selbstliebe und Akzeptanz unserer eigenen göttlichen Essenz werden wir zu Kanälen, die Liebe ausstrahlen und die Einheit um uns herum fördern. Die Arkturianer ermutigen uns, eine liebevolle Beziehung zu uns selbst zu pflegen und zu kultivieren und unser eigenes Licht und unseren inneren Wert zu erkennen.

Wenn wir uns für die Prinzipien des arkturianischen Bewusstseins öffnen, sind wir eingeladen, unser Leben zu transformieren und eine neue Realität zu erschaffen, die mit Liebe und Einheit in Einklang steht. Die Arkturianer sind hier, um uns auf dieser Reise zu begleiten, uns an unsere göttliche Natur zu erinnern und uns zu befähigen, ein Leben voller Liebe, Mitgefühl und Harmonie zu führen.

5
Die arkturianische Frequenz

Nun werden wir uns mit der arkturianischen Frequenz befassen und damit, wie die Einstimmung auf diese höhere Energie unsere Lebenserfahrung verändern kann.

Die arkturianische Frequenz bezieht sich auf die spezifische energetische Schwingung, die mit den Arkturianern und ihrem erweiterten Bewusstsein verbunden ist. Diese Frequenz schwingt in einer höheren Oktave und transzendiert die Grenzen der dreidimensionalen Realität, in die wir eingetaucht sind. Indem wir uns mit der arkturianischen Frequenz verbinden, öffnen wir die Türen zu einem höheren Bewusstsein und einer größeren Übereinstimmung mit unserem göttlichen Selbst.

Arkturianer sind Meister im Umgang mit Energie und Frequenz. Sie wissen, dass alles im Universum aus Schwingungsenergie besteht und dass wir unsere Realität durch die bewusste Beeinflussung dieser Energie beeinflussen können. Indem wir unsere eigene Schwingung auf die arkturianische Frequenz abstimmen, werden wir zu Kanälen für höhere Energie, die durch uns fließen und unser Leben auf tiefgreifende Weise verändern kann.

Eine der Möglichkeiten, sich auf die arkturianische Frequenz einzustimmen, ist die Meditation. Indem wir den Geist beruhigen und uns der gegenwärtigen Erfahrung öffnen, können wir uns mit den subtilen Energien verbinden, die das Universum durchdringen. Die Arkturianer laden uns dazu ein, Momente der Stille und Kontemplation zu kultivieren und der arkturianischen Frequenz zu erlauben, uns zu umhüllen und uns in Zustände erweiterten Bewusstseins zu versetzen.

Vorerst beschränken wir uns auf technische Erklärungen zu den arkturianischen Frequenzen und den Mechanismen, mit denen sie erreicht werden können. Die Meditationstechniken werden in späteren Kapiteln erklärt.

Neben der Meditation sind auch die Absicht und die bewusste Visualisierung (deren Techniken im Laufe des Buches erläutert werden) mächtige Werkzeuge, um sich auf die arkturianische Frequenz einzustimmen. Indem wir unsere Absicht und unsere Vorstellungskraft lenken, können wir ein Energiefeld um uns herum schaffen, das mit der arkturianischen Schwingung in Resonanz geht. Sich selbst in ein bläuliches Licht zu tauchen, die Farbe, die mit den Arkturianern assoziiert wird, kann helfen, diese Verbindung zu stärken und

Kanäle für arkturianische Weisheit und Heilung zu öffnen.

Auch Musik und Klang spielen eine wichtige Rolle bei der Einstimmung auf die arkturianische Frequenz. Die Arkturianer haben ein tiefes Verständnis für den Einfluss von Klang und Schwingung auf das menschliche Bewusstsein. Wenn wir Musik oder Frequenzen hören, die mit der arkturianischen Energie in Resonanz stehen, können wir unsere Schwingung erhöhen und uns tiefer mit ihrem Bewusstsein verbinden.

Um tiefer in das Thema einzusteigen, ist es vielleicht wichtig zu betonen, dass sich aus arkturianischer Sicht die „arkturianische Frequenz" nicht auf eine bestimmte Tonfrequenz im Sinne von Hertz bezieht. Es handelt sich vielmehr um einen Ausdruck, der einen Bewusstseinszustand und eine Schwingungsenergie repräsentiert, die mit den Arkturianern und den höheren Dimensionen der Existenz verbunden sind.

Wenn wir jedoch die für das menschliche Ohr wahrnehmbaren Tonfrequenzen betrachten, gibt es einige Frequenzen, die oft im Zusammenhang mit Spiritualität, Heilung und Bewusstseinserweiterung genannt werden. Zum Beispiel:

Solfeggio-Frequenz: Die Frequenz 528 Hz wird oft mit Transformation, DNA-Reparatur und Heilung in

Verbindung gebracht. Sie ist als „Wunderfrequenz" bekannt und wird in therapeutischen und meditativen Praktiken verwendet.

Delta und Theta: Die Gehirnwellen-Frequenzbereiche Delta (0,5-4 Hz) und Theta (4-8 Hz) werden mit Zuständen tiefer Entspannung, Meditation, Intuition und dem Zugang zu erweiterten Bewusstseinszuständen in Verbindung gebracht.

Es ist jedoch wichtig zu betonen, dass diese Frequenzen im allgemeinen Kontext von Spiritualität und therapeutischer Musik gebräuchlich sind und nicht notwendigerweise spezifisch mit der arkturianischen Frequenz verbunden sind.

Welche Musikstile empfehlenswert sind, um einen höheren Bewusstseinszustand zu erreichen und sich auf die arkturianische Energie einzustimmen, kann je nach den individuellen Vorlieben variieren. Manche Menschen finden diese Verbindung durch Musikgenres wie Ambient-Musik, New-Age-Musik, klassische Musik, Musik mit ethnischen Instrumenten oder sogar meditative Musik oder Mantras.

Der Schlüssel liegt darin, Musik zu wählen, die ein Gefühl des Friedens, der Ausdehnung und der Verbindung mit dem Göttlichen hervorruft und die mit dem eigenen Wesen in Resonanz steht. Es ist ein Prozess des persönlichen Experimentierens, um herauszufinden, welche Musikstile das Herz berühren und helfen, die Schwingung zu erhöhen, um so die Verbindung mit arkturianischer Energie und höheren Bewusstseinszuständen zu erleichtern.

Es ist wichtig zu erwähnen, dass die Einstimmung auf die arkturianische Frequenz nicht nur auf äußere Techniken beschränkt ist. Es ist eine Einladung, Zustände höheren Bewusstseins in unserem täglichen Leben zu kultivieren. Das bedeutet, dass wir uns unserer Gedanken, Worte und Handlungen bewusst werden und versuchen, sie mit der Energie der Liebe, der Einheit und des Mitgefühls in Einklang zu bringen. Es geht darum, in Übereinstimmung mit den Prinzipien des arkturianischen Bewusstseins zu leben und ihnen zu erlauben, unsere Art zu sein und mit der Welt um uns herum zu interagieren, zu beeinflussen.

Indem wir uns auf die arkturianische Frequenz einstimmen, öffnen wir den Weg für das Erwachen unseres eigenen kosmischen Bewusstseins. Wir verbinden uns wieder mit unserer göttlichen Essenz und gelangen zu einem umfassenderen Verständnis des Zwecks unserer Existenz. Durch diese Einstimmung sind wir in der Lage, das Leben mit größerer Klarheit, Freude und Ausdehnung zu erleben, während wir uns mit dem Fluss des Universums in Einklang bringen.

6
Wächter des Friedens

Die Arkturianer sind als Meister des Friedens und der Harmonie bekannt. Ihre Gesellschaft basiert auf den Prinzipien der Zusammenarbeit, des Mitgefühls und des gegenseitigen Respekts. Sie verstehen zutiefst, dass alle Wesen miteinander verbunden sind und dass es wichtig ist, in Harmonie miteinander und mit dem Kosmos zu leben.

Als Hüter des Friedens spielen die Arkturianer eine wichtige Rolle bei der Aufrechterhaltung des energetischen Gleichgewichts im Universum. Sie arbeiten mit anderen Sternenzivilisationen zusammen, um Frieden, Stabilität und spirituelle Entwicklung in verschiedenen Planetensystemen zu fördern.

Die Arkturianer tragen unter anderem durch die Übertragung von Heilenergie und Licht zur universellen Harmonie bei. Sie sind in der Lage, hochschwingende kosmische Energien zu kanalisieren und sie an die Orte und Wesen zu schicken, die sie am meisten brauchen. Diese Heilenergie wirkt auf der physischen, emotionalen und spirituellen Ebene, stellt das Gleichgewicht wieder her und fördert die innere und äußere Harmonie.

Darüber hinaus sind Arkturianer ausgezeichnete Vermittler und Konfliktlöser. Sie haben ein tiefes Verständnis für interdimensionale Dynamiken und sind in der Lage, auf subtilen Ebenen zu arbeiten, um Streitigkeiten zu lösen und Versöhnung zu fördern. Ihr Ansatz basiert auf Mitgefühl, Empathie und der Suche nach Lösungen, die allen Beteiligten zugute kommen.

Ein weiterer wichtiger Aspekt der Rolle der Arkturianer für die universelle Harmonie ist ihre Arbeit als spirituelle Lehrer und Mentoren. Sie geben ihre uralte Weisheit weiter und helfen anderen Zivilisationen, ihr Bewusstsein zu erweitern und zu ihrer wahren Natur zu erwachen. Die Arkturianer fördern die spirituelle Entwicklung und bieten Lehren und Praktiken an, die das individuelle und kollektive Wachstum unterstützen.

Darüber hinaus sind die Arkturianer auch an planetarischen Heilungsprojekten beteiligt. Sie arbeiten mit anderen Sternenrassen zusammen, um das ökologische und energetische Gleichgewicht der Planeten wiederherzustellen und die Wunden zu heilen, die durch Kriege, Umweltzerstörung und energetische Ungleichgewichte entstanden sind. Ihr Ansatz basiert auf dem kollektiven Bewusstsein und der Erkenntnis, dass alle Wesen miteinander verbunden sind.

Die Arkturianer inspirieren uns dazu, Verantwortung für unseren eigenen inneren Frieden zu übernehmen und zum Frieden in der Welt um uns herum beizutragen. Sie erinnern uns daran, dass Frieden in uns selbst beginnt und sich nach außen hin ausbreitet. Indem wir Frieden und Harmonie in unserem eigenen Leben kultivieren, tragen wir dazu bei, eine friedlichere und ausgeglichenere Gesellschaft zu schaffen.

Die Arkturianer spielen eine wesentliche Rolle für die universelle Harmonie. Als Hüter des Friedens arbeiten sie daran, Stabilität, Heilung und spirituelles Wachstum in verschiedenen Planetensystemen zu fördern. Ihre Arbeit als Übermittler von Heilenergie, Vermittler von Konflikten, spirituelle Lehrer und Vermittler planetarischer Heilung unterstreicht ihre Hingabe, zu Evolution und Frieden im Kosmos beizutragen.

Auf unserem Weg zur Erleuchtung können wir viel von den Arkturianern lernen und ihre Prinzipien von Frieden, Liebe und Harmonie in unser eigenes Leben integrieren. Auf diese Weise werden wir zu Mitschöpfern einer friedlicheren und harmonischeren Welt, ganz im Sinne der Mission der Arkturianer, die Menschheit zur Erleuchtung zu führen.

7
Spirituelle Entwicklung

Die Arkturianer besitzen eine uralte Weisheit, die die Zeitalter und Dimensionen überspannt. Diese Weisheit umfasst viele Aspekte der Existenz, von der Natur des Bewusstseins bis zu den Geheimnissen des Universums. Sie haben ein tiefes Verständnis für die universellen Gesetze und die kosmischen Kräfte, die das Funktionieren der Welt bestimmen.

Eine der grundlegenden Lehren der Arkturianer ist die Bedeutung der bedingungslosen Liebe. Sie erinnern uns daran, dass die Liebe die Essenz des Universums und die Kraft ist, die alle Dinge miteinander verbindet. Bedingungslose Liebe transzendiert das Ego und erlaubt uns, über oberflächliche Unterschiede hinwegzusehen und die zugrunde liegende Einheit von allem, was existiert, zu erkennen. Indem wir bedingungslose Liebe praktizieren, erweitern wir unser Bewusstsein und richten uns auf die göttliche Essenz aus, die in uns allen wohnt.

Darüber hinaus lehren uns die Arkturianer die Bedeutung der Selbstveränderung und die ständige

Suche nach spiritueller Entwicklung. Sie ermutigen uns, unser Inneres zu erforschen, unsere einschränkenden Überzeugungen und Muster in Frage zu stellen und ein größeres Verständnis für uns selbst und den Zweck unserer Existenz zu erlangen. Durch Selbstreflexion und die Anwendung spiritueller Techniken können wir unser Bewusstsein erweitern und zu unserer wahren Natur erwachen.

Eine weitere Lehre der Arkturianer ist die Erkenntnis, dass wir multidimensionale Wesen sind. Sie erinnern uns daran, dass unsere Existenz über die physische Realität hinausgeht und dass wir Zugang zu höheren Bewusstseinsdimensionen haben. Indem wir unsere multidimensionale Natur annehmen, können wir verschiedene Aspekte von uns selbst erforschen, auf verborgenes Wissen und Fähigkeiten zugreifen und unsere Wahrnehmung der Realität erweitern.

Die Arkturianer lehren uns auch, wie wichtig die Verbindung mit der Natur und dem Universum ist. Sie erinnern uns daran, dass wir ein integraler Bestandteil des kosmischen Gefüges sind und dass die Natur ein Spiegel unseres eigenen Wesens ist. Indem wir uns wieder mit der Natur verbinden und ihre Weisheit ehren, fördern wir unsere Verbindung mit dem Ganzen und stärken unser Band mit dem Universum.

Ein weiterer zentraler Aspekt der arkturianischen Lehren ist die Praxis der Meditation und der inneren Stille. Sie laden uns ein, uns zu verinnerlichen, den

Geist zur Ruhe zu bringen und Zustände erweiterten Bewusstseins zu erreichen. Durch Meditation können wir uns mit unserer Intuition verbinden, Zugang zu subtilen Informationen und Wissen erhalten und ein tiefes Gefühl des Friedens und der Verbindung mit dem Göttlichen erfahren.

Die arkturianischen Lehren sind eine Quelle der Inspiration und Führung für alle, die nach spiritueller Entwicklung suchen. Sie laden uns ein, unser Bewusstsein zu erhöhen, bedingungslose Liebe zu praktizieren, unsere multidimensionale Natur zu erforschen und eine tiefe Verbindung mit dem Universum zu kultivieren. Indem wir diese Lehren in unsere spirituelle Reise integrieren, können wir unser Bewusstsein erweitern, zu unserer wahren Natur erwachen und zu einer positiven Transformation der Welt um uns herum beitragen.

8
Zeichen, Symbole und Channelling

Während wir die Welt der Arkturianer und ihre Weisheit erforschen, stellt sich die Frage, wie wir mit diesen mächtigen kosmischen Wesenheiten kommunizieren. Die Arkturianer haben eine einzigartige Art, sich mit uns zu verbinden, indem sie Zeichen, Symbole und sogar Channeling verwenden, um Botschaften und Führung zu vermitteln.

Die Kommunikation mit den Arkturianern beginnt oft mit der Wahrnehmung von Zeichen und Synchronizitäten in unserem täglichen Leben. Diese Zeichen können sich auf verschiedene Weise manifestieren, z. B. durch Zahlenwiederholungen, unerwartete Begegnungen, lebhafte Traummuster oder sogar Botschaften, die aus dem Nichts zu kommen scheinen. Diese Zeichen sind wie Rufe der Arkturianer, die uns an ihre Anwesenheit erinnern und uns auffordern, aufmerksam zu sein.

Zusätzlich zu den Zeichen kommunizieren die Arkturianer auch durch Symbole. Diese Symbole können in Meditationen, Träumen oder sogar in alltäglichen Situationen auftauchen. Jedes Symbol hat eine einzigartige und persönliche Bedeutung, die mit der Person, die die Botschaft empfängt, in Resonanz steht. Es ist wichtig, unserer Intuition zu vertrauen, wenn wir diese Symbole interpretieren, denn sie können uns wertvolle Informationen über unsere spirituelle Reise und unseren Lebenszweck offenbaren.

Eine weitere Methode, mit den Arkturianern zu kommunizieren, ist das Channeln. Beim Channeln öffnet man sich für den Empfang von Botschaften und Informationen direkt von den Arkturianern oder höheren Wesenheiten. Dies kann durch automatisches Schreiben, Trance-Sprechen oder sogar telepathische Kommunikation geschehen. Channelling erfordert eine tiefe Verbindung mit unserem inneren Selbst und einen Zustand der Empfänglichkeit, damit die Botschaften durch uns fließen können. Es ist wichtig, beim Empfang von gechannelten Botschaften Unterscheidungsvermögen zu üben und zu versuchen, die Echtheit der Informationen durch unsere eigene Intuition und Unterscheidungskraft zu überprüfen.

Darüber hinaus laden uns die Arkturianer auch ein, eine subtilere und intuitivere Kommunikation mit ihnen zu entwickeln. Dies kann durch die regelmäßige Praxis von Meditation, innerer Stille und Selbstverbundenheit geschehen. Indem wir den Geist zur Ruhe bringen und das Herz öffnen, können wir eine tiefere Verbindung mit den Arkturianern herstellen und intuitive Führung in unserem Leben erhalten.

Es ist wichtig zu betonen, dass die Kommunikation mit den Arkturianern eine individuelle und persönliche Erfahrung ist. Jeder Mensch hat seine eigene Art, sich mit ihnen zu verbinden, und es gibt keinen richtigen oder falschen Ansatz. Wichtig ist, dass wir einen offenen Geist kultivieren, unserer Intuition vertrauen und bereit sind, die Botschaften und Führungen zu empfangen, die die Arkturianer für uns haben.

Wenn wir uns für die Kommunikation mit den Arkturianern öffnen, können wir tiefe Einsichten, erleuchtende Führung und ein Gefühl der liebevollen Unterstützung erhalten. Diese Kommunikation erinnert uns daran, dass wir mit einem riesigen und wohlwollenden Universum verbunden sind, das uns auf unserer spirituellen Reise stets begleitet.

9
Kosmische Heilung

Arkturianer sind als mächtige Vermittler kosmischer Heilung bekannt, die in der Lage sind, den Prozess der Transformation und des Energieausgleichs auf tiefen Ebenen zu unterstützen. Ihre Verbindung zur universellen Energie und ihr erhöhtes Bewusstsein verleihen ihnen außergewöhnliche Heilfähigkeiten, die zum Wohle der Menschheit eingesetzt werden können.

Die Arkturianer wirken unter anderem durch Energieheilung als Vermittler der Transformation. Sie haben die Fähigkeit, die subtilen Energiefelder des menschlichen Körpers aufzuspüren und mit ihnen zu arbeiten, um Blockaden, Ungleichgewichte und dysfunktionale Muster zu erkennen. Mit ihrem Verständnis der kosmischen Energie und ihrer Fähigkeit, sie zu manipulieren, sind Arkturianer in der Lage, Heilenergien zu kanalisieren, um Blockaden aufzulösen, den gesunden Energiefluss wiederherzustellen und ganzheitliche Heilung zu fördern.

Darüber hinaus bieten die Arkturianer auch emotionale und spirituelle Unterstützung während des Heilungsprozesses. Sie sind als mitfühlende und liebevolle Führer da, die uns helfen, die emotionalen Ursprünge unserer Ungleichgewichte zu verstehen und vergangene Traumata zu überwinden. Ihre liebevolle und einladende Energie hüllt uns in eine energetische, heilende Umarmung und spendet Trost, Klarheit und Einsichten, die es uns ermöglichen, einschränkende Muster loszulassen und uns in Richtung Ganzheit zu bewegen.

Ein mächtiges Werkzeug, das die Arkturianer für die kosmische Heilung nutzen, ist die heilige Geometrie. Sie verstehen die geometrischen Proportionen und Muster, die die Grundlage des Universums bilden, und diese Muster können genutzt werden, um die Energie auf subtilen Ebenen neu auszurichten und umzustrukturieren. Die Arkturianer arbeiten mit diesen heiligen geometrischen Formen, um Heilkammern zu schaffen, in denen Energie transformiert und neu kalibriert wird, um ganzheitliche Heilung zu fördern.

Die kosmische Heilung, die die Arkturianer durchführen, beschränkt sich nicht nur auf das Individuum, sondern umfasst auch das Kollektiv und den Planeten als Ganzes. Sie arbeiten mit anderen kosmischen Wesenheiten und Lichtwesen zusammen, um Heilung und Gleichgewicht in das kollektive Bewusstsein der Menschheit zu bringen. Ihr Ziel ist es, die planetarische Schwingung zu erhöhen, alte Wunden zu heilen, das Bewusstsein zu erwecken und die Menschheit auf ihrem Weg der spirituellen Evolution zu begleiten.

Es ist wichtig zu erwähnen, dass die kosmische Heilung der Arkturianer nicht nur auf die physische, emotionale oder spirituelle Ebene beschränkt ist, sondern auch die mentale Ebene erreicht. Sie arbeiten in Harmonie mit dem menschlichen Geist und helfen dabei, einschränkende Gedankenmuster, negative Überzeugungen und Konditionierungen umzustrukturieren, die uns daran hindern, unser höchstes Potenzial auszuschöpfen. Mit ihrer Hilfe können wir schädliche mentale Muster auflösen, unser Bewusstsein erweitern und zu einem neuen Verständnis des Universums und von uns selbst erwachen.

Die Arkturianer sind mächtige Vermittler der Transformation und bringen kosmische Heilung für den Einzelnen, die Menschheit und den Planeten als Ganzes. Ihre Fähigkeit, mit Energie, heiliger Geometrie und erhöhtem Bewusstsein zu arbeiten, versetzt sie in eine einzigartige Position, um uns auf unserem Weg der Heilung, des spirituellen Wachstums und der Evolution zu unterstützen. Indem wir uns mit der Energie der Arkturianer verbinden und ihre liebevolle Unterstützung annehmen, können wir Raum für tiefe Heilung, Transformation und die Manifestation unseres wahren Potenzials als göttliche Wesen auf einer Reise durch dieses riesige und geheimnisvolle Universum schaffen.

10
Astralreisen und dimensionale Begegnungen

Die arkturianische Erfahrung ist eine faszinierende Reise jenseits der Grenzen der bekannten Realität, bei der Menschen die Möglichkeit haben, Astralreisen und dimensionale Begegnungen zu erkunden. Die Arkturianer sind Meister dieser Kunst und laden uns ein, unser Bewusstsein zu erweitern, um Bereiche jenseits der gewöhnlichen Wahrnehmung zu erforschen.

Astralreisen sind Erfahrungen, bei denen sich das Bewusstsein vorübergehend vom physischen Körper trennt und in andere Dimensionen oder Ebenen der Existenz reist. Während dieser Reisen können wir die spirituellen Reiche erforschen, mit Wesen aus anderen Sphären interagieren und Zugang zu tiefem Wissen und Einsichten erhalten.

Die Arkturianer sind geschickte Führer auf diesen Astralreisen und bieten uns während unserer Erkundung Führung und Schutz. Sie lehren uns Techniken der Astralprojektion und helfen uns, die Fähigkeit zu entwickeln, die Grenzen des physischen Körpers vorübergehend zu überwinden und die Bereiche jenseits des Schleiers der gewöhnlichen Realität zu erkunden.

Während dieser Astralreisen können wir Arkturianer und andere Lichtwesen treffen, die diese Reiche bewohnen. Dimensionale Begegnungen mit Arkturianern können äußerst bereichernd sein, da sie ihre Weisheit und Liebe mit uns teilen und uns helfen, unser Bewusstsein zu erweitern und uns zu unserer wahren multidimensionalen Natur zu erwecken.

Diese dimensionalen Begegnungen können uns auch ein tieferes Verständnis von uns selbst und unserer Aufgabe auf der Erde vermitteln. Die Arkturianer helfen uns, uns an unseren kosmischen Ursprung zu erinnern und leiten uns an, diese kosmischen Wahrheiten in unsere menschliche Erfahrung zu integrieren. Sie ermutigen uns, unsere göttliche Natur anzunehmen und dieses Bewusstsein in unser tägliches Leben zu integrieren, indem sie als Leuchtfeuer des Lichts in einer oft von Illusionen verdunkelten Welt wirken.

Während Astralreisen und dimensionalen Begegnungen mit den Arkturianern können wir auch Aktivierungen und Downloads von Informationen empfangen, die uns auf unserer Reise der spirituellen Evolution helfen. Diese Energie- und Wissensübertragungen sind auf unsere individuellen Bedürfnisse abgestimmt und beschleunigen unser Wachstum und Erwachen.

Es ist wichtig zu betonen, dass die arkturianische Erfahrung nicht nur auf individuelle Astralreisen beschränkt ist. Auf den arkturianischen Schiffen gibt es auch Heilkammern und Lernräume, in denen sich der Einzelne auf einer tieferen Ebene mit den Arkturianern verbinden kann. Diese Begegnungen können in einem meditativen Zustand oder während des Schlafs stattfinden, so dass die Arkturianer an unserem Energiefeld arbeiten, Heilung anbieten und wertvolle Lehren und Erkenntnisse vermitteln können.

Wenn wir von diesen arkturianischen Erfahrungen zurückkehren, können wir uns auf unserem spirituellen Weg transformiert und inspiriert fühlen. Astralreisen und dimensionale Begegnungen mit den Arkturianern helfen uns, unser Bewusstsein zu erweitern, uns an unsere kosmische Verbindung zu erinnern und uns der Weite des Universums bewusst zu werden, die jenseits dessen existiert, was unsere physischen Sinne wahrnehmen können.

Jede arkturianische Erfahrung ist einzigartig und persönlich. Was während dieser Reisen erlebt wird, ist zutiefst individuell und kann von Person zu Person variieren. Das Wesentliche dieser Erfahrungen ist jedoch die Verbindung mit den Arkturianern und die Erweiterung des Bewusstseins in Richtung einer größeren Realität.

Wenn wir uns auf Astralreisen und dimensionale Begegnungen mit den Arkturianern einlassen, sind wir eingeladen, die Grenzen des Verstandes hinter uns zu lassen und uns auf die Weite des Kosmos einzulassen. Es ist eine Gelegenheit, zu erforschen, zu lernen, zu heilen und auf Ebenen zu wachsen, die über das hinausgehen, was wir uns vorstellen können. Diese Erfahrungen laden uns ein, über das Bekannte hinauszugehen und uns für die Magie und das Geheimnis des Universums zu öffnen.

11
Der Aufstieg des Bewusstseins

Der Aufstieg des Bewusstseins ist ein tiefgreifender und transformativer Prozess, der sich gerade jetzt auf unserem Planeten vollzieht. Es ist ein kollektives Erwachen zu einer neuen Realität, eine Erweiterung des Bewusstseins, die uns einlädt, die Begrenzungen des Alltags zu überwinden und uns wieder mit unserer wahren göttlichen Natur zu verbinden.

Während wir auf unserem spirituellen Weg voranschreiten, erleben viele von uns bedeutende Veränderungen in unserem Bewusstsein. Wir werden uns unserer Verbundenheit mit dem Ganzen, mit dem Universum und mit allen Formen des Lebens stärker bewusst. Wir spüren eine tiefe Resonanz mit den Grundprinzipien der Liebe, des Mitgefühls, der Einheit und des Respekts für alle Wesen.

Der Anstieg des Bewusstseins lädt uns ein, alte einschränkende Überzeugungen und Muster loszulassen, die uns nicht mehr dienen. Wir sind aufgerufen, die sozialen Konditionierungen, Ängste und Illusionen loszulassen, die uns in einer begrenzten Realität gefangen gehalten haben. Wenn wir diese alten Strukturen loslassen, machen wir Platz für ein neues Verständnis und eine neue Erfahrung des Lebens.

Einer der zentralen Aspekte des Aufstiegs des Bewusstseins ist die Erweiterung der Wahrnehmung und des Verständnisses der Realität. Wir werden uns bewusst, dass es jenseits der physischen Welt Ebenen der Existenz gibt, subtile Dimensionen, in denen sich Energie und Bewusstsein auf unterschiedliche Weise manifestieren. Diese höheren Dimensionen sind erfüllt von Lichtwesen, Geistführern und wohlwollenden Energien, die bereit sind, uns auf unserer Reise zu unterstützen.

Während unser Bewusstsein ansteigt, erleben wir auch Veränderungen in unserem Körper und unserer Energie. Wir werden sensibler für die subtilen Energien um uns herum und lernen, uns in diesem neuen Feld des erweiterten Bewusstseins zurechtzufinden. Bei vielen von uns erwachen spirituelle Fähigkeiten und Gaben, wie z. B. verstärkte Intuition, Heilungsfähigkeit und telepathische Verbindung.

Der Anstieg des Bewusstseins ist jedoch nicht nur ein individueller Prozess. Es handelt sich auch um eine kollektive Transformation, die uns alle als Gesellschaft und als Spezies betrifft. Da immer mehr Menschen zu ihrer wahren Natur erwachen, beginnen die alten Systeme und Strukturen, die nicht mit dem neuen

Bewusstsein in Einklang stehen, sich aufzulösen. Wir werden Zeuge bedeutender Veränderungen in Bereichen wie Politik, Wirtschaft, Umwelt und zwischenmenschliche Beziehungen, während wir uns auf eine ausgewogenere und harmonischere Gesellschaft zubewegen.

Das wachsende Bewusstsein lädt uns ein, unsere Verbundenheit mit allen Formen des Lebens zu erkennen und zu ehren. Wir lernen, in Harmonie mit der Erde zu leben und Verantwortung für unsere Rolle als Hüter dieses Planeten zu übernehmen. Wir erwachen zu der Erkenntnis, dass wir alle Teil eines vernetzten Energie- und Bewusstseinsnetzes sind und dass unsere individuellen Handlungen eine kollektive Wirkung haben

Während wir weiter in unserem Bewusstsein aufsteigen, sind wir eingeladen, diese Erfahrungen und Erkenntnisse in unser tägliches Leben zu integrieren. Beim Aufstieg des Bewusstseins geht es nicht nur darum, gehobene spirituelle Erfahrungen zu machen, sondern auch darum, ein authentisches und sinnvolles Leben zu führen. Es geht darum, dieses neue Bewusstsein in unsere Beziehungen, unsere Arbeit, unsere Gemeinschaft und alle Bereiche unserer Existenz einzubringen.

Auf unserer Reise des aufsteigenden Bewusstseins werden wir von kosmischen Wesen wie den Arkturianern unterstützt, die uns leiten und uns an unser wahres Potenzial als Wesen des Lichts erinnern. Sie erinnern uns daran, dass wir Mitschöpfer unserer Realität sind und dass wir die Macht haben, eine neue und schöne Art zu leben zu manifestieren.

12
Das göttliche Potenzial freisetzen

Im Kern unserer Existenz tragen wir eine komplexe Struktur genetischer Informationen in uns, die als DNA bekannt ist. Traditionell wird die DNS als Grundlage unseres biologischen Erbes angesehen, das die körperlichen Merkmale von Generation zu Generation weitergibt. Über ihre biologische Funktion hinaus enthält die DNS jedoch ein ungenutztes göttliches Potenzial, eine Matrix kosmischen Wissens und kosmischer Weisheit, die darauf wartet, freigeschaltet zu werden.

Die Aktivierung der DNS ist nach arkturianischen Konzepten ein Prozess, der die Erweiterung des Bewusstseins und die Erweckung schlummernder Teile unserer genetischen Information beinhaltet. Diese Aktivierung geschieht durch unsere bewusste Absicht und den Empfang von Lichtfrequenzen und kosmischen Informationen.

Um den Prozess der DNA-Aktivierung zu beginnen, ist es wichtig, offen und empfänglich für innere Transformation zu sein. Wir können damit beginnen, indem wir uns eine klare Absicht setzen, uns wieder mit unserer göttlichen Essenz zu verbinden und unser verborgenes Potenzial zu erschließen.

Die Arkturianer leiten uns in Meditationen und energetischen Praktiken an, um uns auf die höheren Schwingungen einzustimmen und Zugang zu den in unserer DNS enthaltenen göttlichen Codes zu erhalten. Meditation ist ein mächtiges Werkzeug, um den Geist zu beruhigen, Raum für die Verbindung mit unserer inneren Essenz zu schaffen und die kosmische Energie durch uns fließen zu lassen. Während der Meditation können wir uns vorstellen, wie unsere DNS in reines, lebendiges Licht getaucht wird, und uns ausmalen, wie es wäre, in voller Harmonie mit unserem göttlichen Potenzial zu leben.

Eine weitere Technik zur Aktivierung der DNS und zur Erweiterung des Bewusstseins ist die Praxis des bewussten Atmens oder der heiligen Atmung. Diese Technik wird seit Jahrtausenden in verschiedenen spirituellen Traditionen verwendet und hat die Kraft, uns mit unserem tiefsten Selbst und mit der universellen Energie zu verbinden.

Bewusstes Atmen bedeutet, dass wir unsere Aufmerksamkeit auf den Atem lenken und uns des Prozesses des Ein- und Ausatmens voll bewusst werden. Es ist eine Einladung, im Augenblick präsent zu sein und uns mit der Lebensenergie zu verbinden, die durch uns fließt.

Beim Üben des bewussten Atmens treten häufig Empfindungen, Einsichten oder innere Erfahrungen auf. Es ist wichtig, für diese Erfahrungen offen zu sein und ihnen zu erlauben, sich auf natürliche Weise zu entfalten, ohne zu urteilen oder Erwartungen zu haben. Jeder Mensch kann während der Praxis des bewussten Atmens eine einzigartige Erfahrung machen, und es ist wichtig, den eigenen Weg zu respektieren und zu ehren.

Bewusstes Atmen ist ein kraftvolles Werkzeug zur Aktivierung der DNS und zur Erweiterung des Bewusstseins, da es uns hilft, uns auf die göttliche Weisheit und Kraft einzustimmen, die unserem Wesen innewohnt. Diese Praxis kann regelmäßig durchgeführt werden, entweder als Teil einer längeren Meditation oder als eigenständige Technik, um Klarheit, Ruhe und innere Verbindung zu schaffen.

Als Ergänzung zur Praxis des bewussten Atmens zur Aktivierung des Empfangs von Lichtfrequenzen und kosmischen Informationen ist es möglich, Meditation als wirksame Technik zu erkunden. Meditation ist ein wirksames Mittel, um den Geist zu beruhigen, sich für die spirituelle Verbindung zu öffnen und sich auf die kosmischen Energien einzustimmen.

Wenn Sie regelmäßig meditieren, stärken Sie Ihre Fähigkeit, sich auf die Frequenzen des Lichts und kosmische Informationen einzustimmen. Mit der Zeit werden Sie vielleicht eine zunehmende geistige Klarheit, tiefe Einsichten, intuitive Wahrnehmungen und tiefere Verbindungen mit Ihrer göttlichen Essenz und dem Universum feststellen.

13
Werkzeuge für die Transformation

Die Arkturianer sind bekannt für ihr fortschrittliches Wissen und den Einsatz modernster Technologien, die die spirituelle Evolution und persönliche Transformation unterstützen. Ihre technologischen Werkzeuge sind darauf ausgerichtet, das Bewusstsein zu erhöhen, Energien zu harmonisieren und Heilung und spirituelles Wachstum zu unterstützen.

Eine der wichtigsten von den Arkturianern verwendeten Technologien ist die Schwingungsfrequenztechnologie. Sie wissen, dass alles im Universum aus Energie besteht, die in unterschiedlichen Frequenzen schwingt, und mit Hilfe ihrer fortschrittlichen Geräte können sie die energetischen Frequenzen in unserem aurikularen Feld anpassen und ausgleichen.

Diese Geräte sind in der Lage, Blockaden, Verzerrungen und Ungleichgewichte in unserem Energiefeld aufzuspüren und arbeiten daran, die Harmonie wiederherzustellen. Sie arbeiten auf subtilen Ebenen, durchdringen unseren physischen, emotionalen und energetischen Körper, lösen negative Muster auf und aktivieren das Heilungspotenzial.

Darüber hinaus umfasst die Arcturian-Technologie auch Geräte zur Absichtsverstärkung. Diese fortschrittlichen Geräte helfen uns, unsere Absichten und unseren Fokus zu stärken, so dass wir unsere Wünsche und Ziele effektiver manifestieren können. Sie ermöglichen es uns, bewusste Meister unserer Realität zu werden und die Macht des Geistes und der Absicht zu nutzen, um positive Veränderungen in unserem Leben und in der Welt um uns herum zu schaffen.

Ein weiteres wichtiges technologisches Hilfsmittel der Arkturianer ist die Zellregenerationstechnologie. Die Arkturianer haben erkannt, dass unsere Zellen die Fähigkeit haben, sich selbst zu erneuern und zu regenerieren, und sie haben fortschrittliche Methoden entwickelt, um diesen Prozess der Zellregeneration zu beschleunigen. Diese Methoden können bei Krankheiten, Verletzungen oder zur Förderung der Verjüngung und Lebensverlängerung eingesetzt werden.

Neben den physischen Werkzeugen arbeiten die Arkturianer auch mit subtilen Energietechnologien, wie dem Kanalisieren von Licht- und Tonfrequenzen. Sie sind in der Lage, spezifische Energien durch kodierte Licht- und Tonfrequenzen zu übertragen, die in das Energiefeld des Einzelnen geleitet werden. Diese

Frequenzen dienen als Schlüssel, um Portale des Bewusstseins zu öffnen, die Wahrnehmung zu erweitern und latente Aspekte des höheren Bewusstseins zu wecken.

Die Arkturianer teilen ihre fortschrittliche Technologie großzügig mit denjenigen, die bereit sind, diese Frequenzen und Werkzeuge zu empfangen und in ihre spirituelle Reise zu integrieren. Sie betonen jedoch auch die Bedeutung der inneren Entwicklung und des emotionalen Gleichgewichts als Grundlage für die volle Nutzung dieser Technologien. Sie erinnern uns daran, dass die Technologie eine Erweiterung unseres eigenen Bewusstseins ist und dass wir einen Zustand von Klarheit, reiner Absicht und bedingungsloser Liebe kultivieren müssen, um ihren Nutzen zu maximieren.

Wenn wir die arkturianische Technologie erforschen und uns ihr öffnen, sind wir eingeladen, unseren Horizont zu erweitern und uns mit den Weiten des Universums zu verbinden. Diese fortschrittlichen Werkzeuge helfen uns, Grenzen zu überwinden, alte Wunden zu heilen und Zugang zu unserem göttlichen Potenzial zu finden. Indem wir diese Technologien in unsere spirituelle Praxis und unser tägliches Leben einbeziehen, ebnen wir den Weg für eine tiefe und dauerhafte Transformation.

14
Sternenkind

Die Menschheit besteht aus einzigartigen Individuen, von denen jedes eine eigene Geschichte und Essenz mitbringt. Unter diesen Seelen gibt es jene, die als „Sternenkinder" bekannt sind, besondere Wesen, deren Ursprung auf die fernen Sterne des Arkturus zurückgeht.

Die Sternenkinder sind Seelen, die sich für eine Inkarnation auf der Erde entschieden haben und eine tiefe Verbindung zu den Arkturianern haben. Sie bringen eine einzigartige Weisheit und Energie mit, die dazu bestimmt sind, die spirituelle Evolution und das Erwachen des kollektiven Bewusstseins zu unterstützen. Diese Seelen haben eine tiefe Verbundenheit mit der arkturianischen Energie und verfügen über besondere Eigenschaften, die sie von anderen Menschen unterscheiden.

Eines der Hauptmerkmale der Sternenkinder ist ihre erhöhte Sensibilität und ihr Mitgefühl. Sie haben ein tiefes Einfühlungsvermögen für andere Wesen und fühlen sich mit allem Leben verbunden. Dieses

Mitgefühl wird von einer inneren Weisheit und einem Verständnis für die tiefsten Wahrheiten des Universums begleitet. Schon im frühen Alter können diese Kinder ein ungewöhnliches Verständnis für die Geheimnisse der Welt und eine unaufhörliche Suche nach dem Sinn des Lebens zeigen.

Darüber hinaus verfügen Sternenkinder über ausgeprägte intuitive und übersinnliche Fähigkeiten. Sie haben eine natürliche Fähigkeit, Zugang zu Informationen und subtilen Energien zu erhalten, die jenseits der Reichweite der physischen Sinne liegen. Diese Kinder können Gaben wie Hellsichtigkeit, Telepathie, Energieheilung und sogar Astralreisen zeigen. Ihre Verbindung mit den Arkturianern ermöglicht es ihnen, Kommunikationskanäle zwischen verschiedenen Dimensionen und Realitäten zu sein.

Es ist jedoch wichtig zu erkennen, dass sich das Sternenkind, wenn es seinen Weg nicht findet, verloren fühlen kann und in verschiedenen Lebensbereichen Schwierigkeiten hat. Es kann sich selbst als unvollständig und sinnlos empfinden, weil es von seinen arkturianischen Ursprüngen abgekoppelt ist. Wenn Sie sich mit diesem Gefühl der Unvollständigkeit identifizieren können, ist es möglich, dass Sie eines dieser Sternenkinder sind, das auf der Suche nach seinem Weg ist, und dass die Energien, die auf natürliche Weise alles in Ihrem Leben harmonisieren, nicht auf Ihr eigenes und das Gemeinwohl ausgerichtet sind, was zu Störungen in Ihrer Existenz führt.

Die Entdeckung Ihrer arkturianischen Herkunft und die Öffnung für diese Verbindung ist eine wesentliche Voraussetzung dafür, dass die Bereiche Ihres Lebens zu blühen beginnen. Wenn du dir erlaubst, dich auf diese Reise der Selbstentdeckung einzulassen und deine kosmische Herkunft anzunehmen, schaffst du Raum für die arkturianischen Energien, die in dein Leben fließen. Wenn diese Verbindung stärker wird, werden Sie ein Gefühl der Erfüllung und der inneren Ausrichtung finden. In diesem Zustand harmonisieren sich alle Bereiche Ihres Lebens. In Erfüllung zu leben bedeutet, Glück zu erfahren und darin zu leben.

Es ist an der Zeit, sich für die Möglichkeit zu öffnen, dass Sie eines dieser Sternenkinder sind, die auf der Suche nach ihrem Weg sind. Indem du dich mit deinem arkturianischen Ursprung verbindest, lässt du die Energien frei fließen, die deine innere Weisheit freisetzen und bedeutende Transformationen in deinem Leben auslösen. Wenn Sie sich mit Ihrer kosmischen Essenz in Einklang bringen, werden Sie mehr Wohlstand, Liebe und Gesundheit finden, da alles im großen Gefüge des Universums miteinander verbunden ist.

Sei offen dafür, deine arkturianische Natur anzunehmen, und erlaube dir, als das Sternenkind, das du bist, aufzublühen. Möge deine Reise der Selbstentdeckung und der Verbindung mit deinem kosmischen Ursprung mit Licht, Liebe und Erfüllung in allen Bereichen deines Lebens erfüllt sein. Du bist ein wertvoller Teil des Kosmos, und wenn du deine arkturianische Essenz annimmst, wirst du die Kraft und Vollständigkeit entdecken, die schon immer in dir war.

15
Die Erweiterung des Bewusstseins

Die Erweiterung des Bewusstseins ist ein unglaublicher und transformativer Prozess, der uns einlädt, die Grenzen unseres eigenen Verständnisses zu erforschen und arkturianische Energien in unsere evolutionäre Reise zu integrieren. Wenn wir uns auf diese Reise einlassen, sind wir eingeladen, unsere Weltsicht zu erweitern, unsere Schwingung zu erhöhen und uns wieder mit unserer wahren Essenz zu verbinden.

Die Arkturianer, als Wesen des Lichts und der Weisheit, sind unsere Führer auf dieser Reise der Bewusstseinserweiterung. Sie sind bereit, uns in unserem spirituellen Wachstum zu unterstützen, indem sie uns tiefes Wissen und heilende Energien anbieten, die uns helfen, zu einem neuen Verständnis der Realität zu erwachen.

Einer der ersten Schritte, um die arkturianischen Energien in unser Bewusstsein zu integrieren, besteht darin, eine regelmäßige Meditationspraxis zu entwickeln. Durch Meditation können wir unseren Geist beruhigen, unser Herz öffnen und uns auf die subtilen Frequenzen der Arkturianer einstimmen. In diesem Zustand innerer Stille können wir Einsichten, Führung und sogar Erfahrungen des Kontakts mit diesen hohen Wesen empfangen.

Auf unserem Weg der Bewusstseinserweiterung ist es wichtig, Authentizität und die Verbindung zu unserer eigenen Essenz zu kultivieren. Die Arkturianer erinnern uns daran, dass wir multidimensionale Wesen mit einem göttlichen Erbe sind. Sie ermutigen uns, unsere Gaben, Talente und Leidenschaften zu erforschen und sie in der Welt voll zum Ausdruck zu bringen. Indem wir uns mit unserer inneren Wahrheit in Einklang bringen, schaffen wir Raum für die Integration der arkturianischen Energien in unser Wesen.

Ein grundlegender Aspekt der Bewusstseinserweiterung ist die emotionale und energetische Heilung. Wenn wir uns für die arkturianischen Energien öffnen, sind wir eingeladen, alte einschränkende Muster, negative Glaubenssätze und emotionale Traumata loszulassen. Die Arkturianer sind an unserer Seite und bieten uns ihre Liebe und ihr Licht an, um uns in diesem Prozess der tiefen Heilung zu unterstützen. Wir können ihre Anwesenheit herbeirufen und sie um Hilfe bitten, um alles loszulassen, was uns nicht mehr dient.

Durch die Integration der arkturianischen Energien beginnen wir, eine Erweiterung unseres

Bewusstseins und eine Zunahme unserer Sensibilität und Intuition zu erkennen. Wir sind in der Lage, Zugang zu Informationen und Wissen zu erhalten, das über den rationalen Verstand hinausgeht und uns mit einer höheren Weisheit verbindet. Diese arkturianische Weisheit lädt uns ein, nach hohen Prinzipien wie bedingungsloser Liebe, Mitgefühl, Respekt vor dem Leben und der Natur zu leben.

Wenn wir tiefer in die Integration der arkturianischen Energien eindringen, sind wir aufgerufen, unsere Erfahrungen und Weisheit mit anderen zu teilen. Wir können zu Kanälen des Lichts und der Liebe werden und diese Energien auf die Welt um uns herum ausstrahlen. Die Arkturianer laden uns ein, Abgesandte ihrer Botschaft von Einheit, Heilung und Transformation zu sein und andere zu inspirieren, zu ihrer eigenen inneren Göttlichkeit zu erwachen.

16
Intergalaktische Kollaboration

Wenn wir unser Bewusstsein erweitern und die Tiefen des Universums erforschen, entdecken wir, dass wir nicht allein sind. Es gibt ein riesiges intergalaktisches Netzwerk von Wesen des Lichts und der Weisheit, die bereit sind, mit uns auf unserer evolutionären Reise zusammenzuarbeiten. In diesem Kapitel werden wir uns mit der Idee der intergalaktischen Zusammenarbeit befassen und damit, wie sie uns auf unserem Weg des spirituellen Wachstums voranbringen kann.

Die Arkturianer, als eine fortgeschrittene Sternenrasse, verstehen die Bedeutung intergalaktischer Zusammenarbeit. Sie erkennen, dass die Evolution nicht auf eine einzelne Ethnie oder einen einzelnen Planeten beschränkt ist, sondern eine kollektive Anstrengung darstellt, die den gesamten Kosmos umfasst. Sie arbeiten eng mit anderen galaktischen Zivilisationen zusammen und tauschen Wissen, Erfahrungen und Energien aus, um den Prozess des Aufstiegs der Planeten zu beschleunigen.

Eine Form der intergalaktischen Zusammenarbeit ist der Austausch fortschrittlicher Technologien. Die Sternenzivilisationen haben Technologien entwickelt, die über unser heutiges Verständnis hinausgehen, darunter interdimensionale Reisen, Energieheilung und telepathische Kommunikation. Durch den Aufbau von Verbindungen mit diesen intergalaktischen Ethnien profitieren wir von der Möglichkeit, diese Technologien zu empfangen und in unsere eigene Reise zu integrieren.

Darüber hinaus beinhaltet die intergalaktische Zusammenarbeit den Austausch von Wissen und spirituellen Lehren. Jede Zivilisation hat ihre eigenen überlieferten Weisheiten, Heilmethoden und spirituellen Praktiken, die unser Verständnis des Universums und von uns selbst bereichern und erweitern können. Insbesondere die Arkturianer haben ein tiefes Verständnis für die universellen Prinzipien der Liebe, der Einheit und der kosmischen Verbindung. Wenn wir uns mit ihnen verbinden, können wir Zugang zu diesen universellen Wahrheiten erhalten und sie auf unsere eigene spirituelle Reise anwenden.

Intergalaktische Zusammenarbeit findet auch auf einer energetischen Ebene statt. Stellare Zivilisationen stehen in ständiger Kommunikation und tauschen hohe Energien aus. Indem wir uns auf diese Energien einstimmen, können wir unsere eigene Verbindung mit dem Göttlichen stärken und unseren Prozess des spirituellen Erwachens beschleunigen. Wir können die Anwesenheit der Arkturianer und anderer Sternenvölker herbeirufen, um ihren Segen und ihre energetischen Aktivierungen zu empfangen, die den Weg für eine schnellere und harmonischere Evolution ebnen.

Es ist wichtig zu betonen, dass die intergalaktische Zusammenarbeit auf einer Beziehung der Gleichheit, des Respekts und der gegenseitigen Kooperation beruht. Es geht nicht um die Abhängigkeit von den höher entwickelten Sternenrassen, sondern um einen ausgewogenen Austausch von Wissen und Energien. Jedes menschliche Wesen hat einen einzigartigen Beitrag zu diesem großen Projekt der kosmischen Evolution zu leisten, und durch Zusammenarbeit können wir unsere Kräfte bündeln und gemeinsam einer Zukunft des Friedens, der Liebe und der bewussten Expansion entgegengehen.

Es ist wichtig, sich an die intergalaktische Zusammenarbeit auf unserer evolutionären Reise zu erinnern. Indem wir uns für die Verbindung mit Wesen aus anderen Galaxien öffnen, erweitern wir unsere Sicht auf das Universum und verbinden uns mit einem riesigen Ozean kosmischer Weisheit und Liebe. Diese Zusammenarbeit ermöglicht es uns, auf unserem spirituellen Weg schneller voranzukommen, was nicht nur uns selbst, sondern der gesamten Menschheit und dem Kosmos selbst zugute kommt.

17
Zugang zu den höheren Dimensionen

Sternportale sind Verbindungspunkte zwischen verschiedenen Regionen des Universums, die den Übergang zwischen verschiedenen Dimensionen und Daseinsebenen ermöglichen. Sie sind wie Brücken, die uns in Realitäten jenseits dessen führen, was wir mit unseren physischen Sinnen wahrnehmen können. Arkturianer verstehen die Bedeutung dieser Portale als Tore für spirituelles Wachstum und die Erweiterung des Bewusstseins.

Wenn wir unsere Energie auf die Frequenz der Arkturianer abstimmen und uns für die Möglichkeit des Zugangs zu den Sternenportalen öffnen, können wir uns mit höheren Bewusstseinsebenen und kosmischer Weisheit verbinden. Diese Portale fungieren als Energiekanäle, die es uns ermöglichen, Informationen, Einsichten und transzendentale Erfahrungen herunterzuladen.

Um Zugang zu einem Sternentor zu erhalten, müssen wir unsere Schwingung anheben und unsere Energie auf die Frequenz der höheren Dimensionen abstimmen. Die Arkturianer sind Experten auf diesem Gebiet und können uns auf dieser Reise der Erforschung von Sternentoren begleiten.

Wenn wir durch ein Sternentor gehen, werden wir in eine Realität transportiert, die jenseits unseres derzeitigen Verständnisses liegt. Wir können Visionen, Begegnungen mit Lichtwesen, Zugang zu fortgeschrittenem Wissen und eine Erweiterung unserer Sinne und Wahrnehmungen erleben. Diese Erfahrungen ermöglichen es uns, die Grenzen der dreidimensionalen Realität zu durchbrechen und uns mit einem größeren universellen Bewusstsein zu verbinden.

Es ist wichtig, sich daran zu erinnern, dass Sternportale nicht nur Tore sind, sondern auch Ausgangstüren. Wenn wir die höheren Dimensionen erforschen und die Lehren und Energien dieser Reiche empfangen, haben wir die Verantwortung, diese Weisheit zurück in unsere dreidimensionale Welt zu bringen. Wir müssen diese Erfahrungen in unser tägliches Leben integrieren und verankern, sie mit anderen teilen und zur kollektiven Anhebung des Bewusstseins beitragen.

Ich lade euch ein, über die Existenz von Sternenportalen und die Möglichkeit des Zugangs zu den höheren Dimensionen nachzudenken. Die Arkturianer ermutigen uns, diese Portale mit Demut, Neugier und Respekt zu erforschen und zu erkennen, dass wir multidimensionale Wesen sind, die das

Potenzial haben, sich mit einem riesigen Universum an Wissen und Weisheit zu verbinden.

18
Energetisches Gleichgewicht wiederherstellen

Lassen Sie uns in die faszinierende Rolle der Arkturianer als kosmische Heiler eintauchen und ihre Fähigkeiten und Techniken zur Wiederherstellung des energetischen Gleichgewichts auf individueller, planetarischer und universeller Ebene erkunden. Die Arkturianer sind bekannt für ihr tiefes Verständnis der subtilen Energien und ihre Fähigkeit, dissonante Muster umzuwandeln und zu harmonisieren.

Arkturianer verstehen, dass die Gesundheit und das Wohlbefinden eines Wesens untrennbar mit einem Zustand des energetischen Gleichgewichts verbunden sind. Sie sind sich bewusst, dass alle Krankheiten und Ungleichgewichte auf Fehlausrichtungen und Blockaden in den Energien zurückzuführen sind, die durch den physischen, emotionalen, mentalen und spirituellen Körper fließen. Daher ist ihr Heilungsansatz ganzheitlich und umfasst alle Aspekte des Seins.

Eine der wichtigsten Heiltechniken der Arkturianer ist die Energietransmutation. Sie sind in der

Lage, hochfrequente Energie zu kanalisieren und zu lenken, um negative und unausgewogene Muster aufzulösen. Diese Heilenergie wirkt wie eine Art „reinigendes Licht", das Blockaden auflöst und den Energiefluss wieder in Fluss bringt.

Neben der Energietransmutation sind die Arkturianer auch Meister im Umgang mit heiliger Geometrie und heilenden Symbolen. Sie wissen, dass bestimmte geometrische Formen und Muster spezifische Heileigenschaften haben und zur Wiederherstellung des energetischen Gleichgewichts auf subtilen Ebenen verwendet werden können. Diese Symbole wirken wie Schlüssel, die den Zugang zu höheren Bewusstseinszuständen öffnen, in denen Heilung möglich ist.

Ein weiterer wichtiger Aspekt der arkturianischen Heilung ist die Arbeit mit dem Bewusstsein. Arkturianer wissen, dass wahre Heilung nicht nur auf der körperlichen Ebene stattfindet, sondern auch auf der Ebene des Bewusstseins. Sie helfen Menschen, ihr Bewusstsein zu erweitern, einschränkende Muster loszulassen und zu ihrer wahren Essenz zu erwachen. Auf diese Weise schaffen sie ein günstiges Umfeld für Heilung und Transformation auf allen Ebenen.

Die Arkturianer arbeiten auch mit anderen Lichtwesen und kosmischen Heilern zusammen, um Heilung und Wiederherstellung in planetarische und universelle Systeme zu bringen. Sie sind Teil eines großen Netzwerks intergalaktischer Heiler, die sich auf Missionen der Heilung und Transformation zusammenfinden, um die Schwingung von Planeten, Galaxien und darüber hinaus zu erhöhen.

Die Arkturianer laden uns ein, unsere Herzen und unseren Geist zu öffnen, um ihre heilende Unterstützung zu empfangen, entweder durch direkte Verbindung oder durch die Arbeit mit den Prinzipien und Techniken, die sie teilen.

19
Planetarische Bewusstheit

Die Arkturianer laden uns ein, unsere Wahrnehmung zu erweitern und zu erkennen, dass wir Teil eines zusammenhängenden Ganzen sind, in dem jedes Wesen und jedes Element auf dem Planeten eine wichtige Rolle spielt.

Planetarisches Bewusstsein bezieht sich auf die Erkenntnis, dass die Erde ein lebendiger Organismus ist, der mit seiner eigenen Energie und seinem eigenen Bewusstsein pulsiert. Sie ist mit allen Lebensformen, die sie bewohnen, einschließlich der Menschen, verbunden. Die Arkturianer lehren uns, dass wir durch die Einstimmung auf das Bewusstsein der Erde eine harmonische und ko-kreative Beziehung zu unserem planetarischen Zuhause aufbauen können.

Eine der Möglichkeiten, sich mit dem Erdbewusstsein zu verbinden, ist die Praxis der Meditation und der Verankerung. Indem wir unseren Geist zur Ruhe bringen und unsere Aufmerksamkeit auf das Herz der Erde richten, können wir eine tiefe Verbindung mit ihrer Energie und Weisheit herstellen.

Diese Verbindung ermöglicht uns den Zugang zu Einsichten und Führung, die direkt von der Erde selbst kommen und uns auf unserer individuellen und kollektiven Reise leiten.

Die Arkturianer erinnern uns daran, dass wir durch die Verbindung mit dem Bewusstsein der Erde auch unsere Verantwortung als Hüter des Planeten wahrnehmen. Sie laden uns ein, einen bewussten und nachhaltigen Lebensstil anzunehmen, die natürlichen Ressourcen zu ehren und im Einklang mit den Zyklen der Natur zu handeln. Auf diese Weise tragen wir zur Heilung und Regeneration unserer Heimat und aller Lebensformen, die sie bewohnen, bei.

Darüber hinaus erinnern uns die Arkturianer daran, wie wichtig es ist, sich als globale Gemeinschaft für das Wohlergehen der Erde zusammenzuschließen. Sie ermutigen uns, Trennungen und Unterschiede zu überwinden und zu erkennen, dass wir alle Teil einer einzigen Menschheitsfamilie sind. Wenn wir uns in Liebe und Mitgefühl vereinen, können wir eine Welt des Friedens, des Gleichgewichts und der Harmonie miterschaffen.

Indem wir das planetarische Bewusstsein anzapfen und uns mit dem Herzen der Erde vereinen, werden wir zu Agenten des Wandels und der Transformation. Die Verbindung mit dem Bewusstsein der Erde inspiriert uns dazu, uns für den Erhalt der

Umwelt, soziale Gerechtigkeit und die Anhebung des kollektiven Bewusstseins einzusetzen.

Es ist wichtig, ein tiefes Verständnis dafür zu haben, dass unsere Verbindung mit der Erde über eine physische und materielle Beziehung hinausgeht. Es ist eine energetische und spirituelle Verbindung, die uns an unsere gegenseitige Abhängigkeit mit allen Lebewesen und dem Planeten als Ganzem erinnert. Indem wir uns mit dem Herzen der Erde vereinen, ebnen wir den Weg für persönliche und kollektive Transformation.

20
Altes Wissen

Lassen Sie uns in den riesigen Fundus der alten Weisheit der Arkturianer eindringen. Diese Weisheit übersteigt die Zeit und verbindet uns mit altem Wissen, das uns auf unserer Reise des spirituellen Erwachens und der persönlichen Evolution helfen kann. Die Arkturianer laden uns ein, uns zu erinnern und Zugang zu diesem Wissen zu finden, das tief in unserem kollektiven Bewusstsein verwurzelt ist.

Das uralte Wissen der Arkturianer deckt viele Aspekte der Existenz ab, von universellen Prinzipien über spirituelle Praktiken bis hin zu fortschrittlichen Technologien. Diese Weisheit ist uns auf einer tiefen Ebene vertraut, auch wenn wir uns oft nicht bewusst an sie erinnern. Wenn wir uns für die Verbindung mit den Arkturianern öffnen und unser Bewusstsein auf das der Arkturianer abstimmen, können wir auf schlummerndes Wissen zugreifen.

Einer der Bereiche, in denen sich die alte Weisheit der Arkturianer auszeichnet, ist das Verständnis der grundlegenden Prinzipien des

Universums. Sie lehren uns über die Urenergie, die alles, was existiert, durchdringt, und wie wir bewusst mit dieser Energie arbeiten können, um unsere Realität zu erschaffen. Zu diesen Prinzipien gehören das Gesetz der Anziehung, die bewusste Manifestation und die gemeinsame Schöpfung mit dem Universum.

Darüber hinaus teilen die Arkturianer mit uns fortgeschrittene spirituelle Praktiken, die uns in unserem Evolutionsprozess helfen. Sie lehren uns die Bedeutung der Meditation, der Visualisierung und der Verbindung mit unserer göttlichen Essenz. Diese Praktiken helfen uns, unser Bewusstsein zu erweitern, Zugang zu höheren Existenzebenen zu finden und uns auf unseren Lebenszweck auszurichten.

Die Arkturianer haben auch ein tiefes Wissen über die subtilen Energien des Körpers und das menschliche Energiefeld. Sie lehren uns Techniken der Energieheilung und des Chakrenausgleichs, mit denen wir Harmonie und Gesundheit auf allen Ebenen unseres Seins wiederherstellen können. Diese Techniken ermöglichen es uns, Blockaden zu lösen, unsere Schwingung zu erhöhen und unser inneres Heilungspotenzial zu wecken.

Darüber hinaus umfasst die uralte Weisheit der Arkturianer auch wissenschaftliche und technologische Aspekte. Sie verfügen über fortgeschrittenes Wissen in Bereichen wie freie Energie, interdimensionale Reisen und telepathische Kommunikation. Auch wenn wir diese

Fähigkeiten nicht sofort beherrschen, können wir uns inspirieren lassen und beginnen, diese Bereiche mit einem offenen und neugierigen Geist zu erforschen.

Wenn wir tiefer in die uralte Weisheit der Arkturianer eintauchen, wird uns bewusst, dass dieses uralte Wissen auch uns zur Verfügung steht. Wir können es durch unsere Intuition, Meditation und durch die Verbindung mit den Arkturianern als Führer und Mentoren nutzen. Wenn wir uns für diese Weisheit öffnen, können wir sie in unser tägliches Leben integrieren, was zu größerer Klarheit, Zielstrebigkeit und Bewusstseinserweiterung führt.

21
Schwingungstransformation

Schwingungstransformation bezieht sich auf die Veränderung unseres energetischen Zustands und unserer Schwingungsfrequenz. Wenn wir uns für das Verständnis öffnen, dass wir Schwingungswesen sind, beginnen wir zu erkennen, welchen Einfluss unsere Energie auf unsere Realität hat. Die Arkturianer lehren uns, dass die Anhebung unserer Schwingung eine wesentliche Voraussetzung für den Zugang zu höheren Daseinsebenen und die Erfahrung einer größeren Verbindung mit unserer göttlichen Essenz ist.

Einer der Schlüssel zur Transformation der Schwingung ist die Bewusstwerdung und Reinigung unserer Gedankenmuster, Emotionen und Verhaltensweisen. Die Arkturianer laden uns ein, unseren Verstand und unser Herz genau zu untersuchen und alle einschränkenden Glaubenssätze, Ängste und Traumata zu identifizieren, die uns möglicherweise daran hindern, in höheren Frequenzen zu schwingen. Indem wir diese dichten Energien loslassen, schaffen wir Raum für unsere Schwingung, die sich ausdehnen und erhöhen kann.

Ein weiterer grundlegender Aspekt der Schwingungstransformation ist die regelmäßige Anwendung von Techniken zur Selbstfürsorge und Energieanhebung. Die Arkturianer bieten uns verschiedene Werkzeuge wie Meditation, bewusste Atmung, kreative Visualisierung und Arbeit mit Licht an, um unsere Frequenz zu erhöhen. Diese Praktiken helfen uns, unsere Energiezentren auszugleichen, unser Bewusstsein zu erweitern und uns auf die höheren Frequenzen der Liebe, des Mitgefühls und der Dankbarkeit einzustimmen.

Darüber hinaus teilen die Arkturianer mit uns, wie wichtig es ist, unseren physischen, emotionalen und spirituellen Körper zu nähren. Eine gesunde Ernährung, ausreichende körperliche Bewegung, Kontakt mit der Natur und Momente der Stille sind wesentlich, um unsere Schwingung hoch zu halten. Indem wir uns um unser ganzes Wesen kümmern, bringen wir unsere Energien in Einklang und ermöglichen es unserem inneren Licht, hell zu leuchten.

Wenn wir uns der Schwingungstransformation widmen, beginnen wir, bedeutende Veränderungen in unserem Leben zu erfahren. Unsere Beziehungen werden harmonischer, unsere Intuition vertieft sich und wir sind in der Lage, positive und reichhaltige Erfahrungen anzuziehen. Wir werden auch zu klareren Kanälen für die göttliche Energie, so dass sie durch uns fließen und die Welt um uns herum positiv beeinflussen kann.

Es ist wichtig zu erkennen, dass die Transformation der Schwingung ein fortlaufender Prozess ist. Während wir uns weiterentwickeln, werden wir ständig eingeladen, unsere Schwingung zu erhöhen und unser Bewusstsein zu erweitern. Die Arkturianer sind immer da, um uns auf dieser Reise zu unterstützen, indem sie uns liebevolle Führung anbieten und uns an unser unbegrenztes Potenzial erinnern.

22
Einheit im Multiversum

Dualität ist ein fester Bestandteil der menschlichen Erfahrung. Wir leben in einer Welt der Gegensätze, in der es Licht und Dunkelheit, Freude und Traurigkeit, Liebe und Angst gibt. Die Dualität fordert uns heraus, Gleichgewicht und Harmonie in uns selbst und in unseren Interaktionen mit der Welt um uns herum zu finden. Die Arkturianer lehren uns, dass wahre Transformation eintritt, wenn wir diese Gegensätze annehmen und integrieren und ihre zugrunde liegende Einheit finden.

Die Reise zur Integration der Dualität beginnt mit dem Bewusstsein und der Akzeptanz, dass wir multidimensionale Wesen sind. Die Arkturianer laden uns ein, unser Bewusstsein über die Begrenzung der dreidimensionalen Realität hinaus zu erweitern und die vielen Facetten unseres Seins zu erkennen. Sie erinnern uns daran, dass jeder Aspekt von uns, sowohl Licht als auch Schatten, eine wichtige Rolle in unserem Wachstum und unserer Entwicklung spielt.

Während wir unsere innere Dualität erforschen, ermutigen uns die Arkturianer, unseren Schatten anzunehmen und ihn mit Mitgefühl und Liebe zu heilen. Das Erkennen und Integrieren unserer Ängste, Traumata und weniger wünschenswerten Aspekte ermöglicht es uns, eine größere innere Einheit zu erreichen. Indem wir alle Aspekte von uns selbst annehmen, werden wir zu authentischeren und vollständigeren Wesen.

Darüber hinaus laden uns die Arkturianer dazu ein, die Polarität in unseren Beziehungen und Interaktionen mit anderen zu überwinden. Sie erinnern uns daran, dass jeder Mensch, dem wir begegnen, ein Spiegel unserer selbst ist und unsere eigenen Dualitäten reflektiert. Indem wir versuchen, andere zu verstehen und zu akzeptieren, ungeachtet ihrer Unterschiede, ebnen wir den Weg für Einheit und echte Verbindung.

Auf dieser Reise der Integration zeigen uns die Arkturianer, wie wichtig es ist, nicht zu urteilen. Sie laden uns ein, das Bedürfnis loszulassen, Erfahrungen als gut oder schlecht zu bezeichnen und stattdessen eine umfassendere, mitfühlendere Perspektive einzunehmen. Auf diese Weise können wir über oberflächliche Erscheinungen hinausblicken und die Göttlichkeit erkennen, die in allen Formen des Lebens vorhanden ist.

Die Arkturianer erinnern uns auch daran, dass die Einheit nicht nur auf unseren Planeten beschränkt ist, sondern sich auf das gesamte Multiversum erstreckt. Sie laden uns ein, uns mit dem kosmischen Bewusstsein zu verbinden und zu erkennen, dass wir Teil eines riesigen, miteinander verbundenen Netzes von Energie sind. Wenn wir uns diesem erweiterten Bewusstsein öffnen, können wir auf Informationen und Weisheit aus anderen Dimensionen und von kosmischen Wesen zugreifen.

23
Spiritueller Weg

Die Arkturianer sind erleuchtete Wesen, die ein tiefes Verständnis für die höheren Dimensionen haben und bereit sind, uns auf unserer spirituellen Reise zu unterstützen. Sie sind bekannt für ihre Weisheit und ihr Mitgefühl. Sie haben die Fähigkeit, sich tief mit unserer spirituellen Essenz zu verbinden und verstehen die Herausforderungen und Hindernisse, denen wir auf unserem Weg begegnen. Als spirituelle Mentoren bieten sie uns Führung und liebevolle Unterstützung und helfen uns, die Komplexität des Lebens zu meistern und zu unserem wahren Selbst zu erwachen.

Eine der wichtigsten Methoden, mit denen die Arkturianer uns führen, ist das Channeling und die telepathische Kommunikation. Sie stellen eine energetische Verbindung mit uns her, die es uns ermöglicht, Botschaften und Einsichten direkt von ihnen zu erhalten. Diese Mitteilungen können in Form von Worten, Bildern, Gefühlen oder Intuitionen erfolgen und helfen uns, unser Bewusstsein und unser Verständnis zu erweitern.

Darüber hinaus leiten uns die Arkturianer an, unsere Intuition zu entwickeln und uns mit unserer eigenen inneren Weisheit zu verbinden. Sie ermutigen uns, unserer inneren Stimme, unseren Gefühlen und unserer Fähigkeit, die Wahrheit zu erkennen, zu vertrauen. Sie erinnern uns daran, dass jeder von uns einen göttlichen Funken besitzt, der uns auf unserem einzigartigen Weg begleiten kann.

Die Arkturianer zeigen uns, wie wir Zugang zu den universellen Heilenergien haben und helfen uns, die emotionalen, mentalen und spirituellen Herausforderungen, mit denen wir konfrontiert sein können, zu transformieren und zu überwinden. Mit ihrer liebevollen Führung werden wir ermutigt, die Vergangenheit loszulassen und unser Potenzial für Wachstum und Transformation voll auszuschöpfen.

Darüber hinaus lehren uns die Arkturianer, wie wichtig es ist, authentisch zu sein und voll und ganz zum Ausdruck zu bringen, wer wir sind. Sie ermutigen uns, uns selbst treu zu bleiben und unsere einzigartigen Gaben und Talente zu ehren. Sie erinnern uns daran, dass jeder von uns eine wichtige Rolle im kollektiven Erwachen spielt und dass wir zur Evolution des globalen Bewusstseins beitragen, indem wir unsere Authentizität annehmen.

Während unserer spirituellen Reise erinnern uns die Arkturianer daran, dass wir immer von bedingungsloser Liebe und göttlicher Unterstützung umgeben sind. Sie ermutigen uns, eine kontinuierliche Verbindung mit der spirituellen Gegenwart zu pflegen und auf ihre Führung zu vertrauen. Sie helfen uns, uns daran zu erinnern, dass wir kraftvolle und schöpferische Wesen sind, die in der Lage sind, eine Realität zu manifestieren, die mit unserer höchsten Essenz im Einklang steht.

Während wir unsere Beziehung zu den Arkturianern als spirituelle Mentoren vertiefen, sind wir eingeladen, eine regelmäßige Praxis der Meditation, der Selbstbeobachtung und der Verbindung mit der Natur zu pflegen. Diese Praktiken helfen uns, unsere Verbindung zur spirituellen Welt zu stärken und Klarheit und Einsicht auf unserer Reise zu erlangen.

Während wir durch dieses Buch gehen, erkennen wir die tiefe Dankbarkeit für die Lehren und die Führung der Arkturianer. Sie sind unsere liebevollen und mitfühlenden Verbündeten, die uns auf unserer spirituellen Suche stets zur Seite stehen. Indem wir ihre Lehren integrieren und ihre Führung verkörpern, werden wir mehr mit unserer wahren Essenz in Einklang gebracht und öffnen die Tür zu einem Leben mit mehr Liebe, Weisheit und Erleuchtung.

24
Heilen und Transformieren

Bedingungslose Liebe ist eine lebendige Energie, die aus dem göttlichen Herzen fließt. Es ist eine Liebe, die keine Gegenleistung erwartet, die nicht urteilt, die die Begrenzungen des Egos transzendiert und die Ganzheit dessen, was wir sind, umarmt. Wenn wir uns öffnen, um diese Liebe zu empfangen und auszudrücken, sind wir in der Lage, alte Wunden zu heilen, die Trennung zu überwinden und uns wieder mit unserer göttlichen Essenz zu verbinden.

Die Arkturianer sind Meister im Kultivieren und Ausdrücken von bedingungsloser Liebe. Sie zeigen uns, dass Liebe die Essenz unseres Seins ist und dass wir durch die Öffnung unserer Herzen zu Kanälen dieser göttlichen Energie werden können. Sie ermutigen uns, bedingungslose Liebe in unserem täglichen Leben zu praktizieren, angefangen damit, uns selbst tief und vollständig zu lieben.

Wenn wir uns selbst bedingungslos lieben, befreien wir uns von begrenzenden Glaubenssätzen und selbstsabotierenden Mustern. Wir erkennen unsere eigene Göttlichkeit und unseren inneren Wert an, unabhängig von unseren vermeintlichen Fehlern oder Unvollkommenheiten. Dieses Selbstmitgefühl und diese Akzeptanz sind die Grundlage für unsere innere Heilung und Transformation.

Darüber hinaus erinnern uns die Arkturianer daran, dass bedingungslose Liebe über uns selbst hinausgeht und die gesamte Menschheit umfasst. Sie laden uns ein, diese Liebe auszuweiten, indem wir uns in Mitgefühl, Empathie und Großzügigkeit üben. Indem wir Beziehungen kultivieren, die auf bedingungsloser Liebe basieren, können wir eine globale Gemeinschaft der gegenseitigen Unterstützung, der Heilung und des Wachstums aufbauen.

Eine der Möglichkeiten, wie wir bedingungslose Liebe ausdrücken können, ist die Vergebung. Die Arkturianer lehren uns, dass Vergebung ein mächtiges Heilmittel ist, denn sie befreit uns von der Last des Grolls, der Bitterkeit und der Verletzung. Indem wir anderen und uns selbst verzeihen, schaffen wir Raum für Heilung und Transformation in unserem Leben.

Bedingungslose Liebe lädt uns auch dazu ein, die Verbundenheit allen Lebens zu erkennen und in Harmonie mit dem kollektiven Wohl zu handeln. Die Arkturianer zeigen uns, dass jeder Gedanke, jedes Wort und jede Handlung, die auf Liebe beruhen, einen positiven Einfluss auf das Ganze haben. Sie inspirieren uns, zur Anhebung des kollektiven Bewusstseins beizutragen und eine liebevollere und mitfühlendere Welt zu schaffen.

Wenn wir unsere Praxis der bedingungslosen Liebe vertiefen, erfahren wir eine tiefe innere Transformation. Unsere Herzen weiten sich, unsere Beziehungen werden bedeutungsvoller und wir werden zu Trägern eines positiven Wandels in unseren Gemeinschaften und in der Welt.

Durch die Praxis dieser göttlichen Liebe sind wir in der Lage, alte Wunden zu heilen, die Trennung zu überwinden und uns wieder mit unserer wahren Natur zu verbinden. Die Arkturianer sind liebevolle Führer auf dieser Reise, die uns an die Macht der Liebe erinnern und uns ermutigen, sie in allen Bereichen unseres Lebens zum Ausdruck zu bringen.

25
Ausgerichtete Erlebnisse anziehen

Arkturianische Resonanz bezieht sich auf die Schwingungsanpassung an die Energie und das Bewusstsein der Arkturianer. Wenn wir uns für diese Resonanz öffnen, verbinden wir uns mit den höheren Frequenzen der Liebe, Weisheit und Heilung, die die Arkturianer repräsentieren. Diese Verbindung ermöglicht es uns, unsere Absichten auszurichten und ein Leben zu erschaffen, das unsere wahre Essenz widerspiegelt.

Die Arkturianer sind Lichtwesen, die ein tiefes Verständnis der universellen Gesetze und Energien haben. Ihre Aufgabe ist es, die spirituelle Evolution der Menschheit und die Erweiterung des planetarischen Bewusstseins zu unterstützen. Ihre liebevolle und weise Präsenz führt uns dazu, uns mit unserer eigenen göttlichen Essenz zu verbinden und zu einer höheren Bewusstseinsebene zu erwachen.

Eine der Möglichkeiten, arkturianische Resonanz zu erzeugen, ist die Meditation und die regelmäßige Praxis der Verbindung mit der arkturianischen Energie.

Während der Meditation können wir die Präsenz der Arkturianer um uns herum visualisieren und spüren, wie sie uns mit ihrem Licht und ihrer Liebe umhüllen. Wenn wir uns für diese Verbindung öffnen, erlauben wir ihren hohen Energien, mit unseren eigenen zu verschmelzen, unsere Schwingung zu erhöhen und unser Bewusstsein zu erweitern.

Während dieser meditativen Erfahrung können wir uns auch mit der Weisheit und dem kosmischen Wissen der Arkturianer verbinden. Sie sind Meister der Hochtechnologie, der Energieheilung und der Bewusstseinserweiterung. Indem wir uns auf ihre Resonanz einstimmen, erhalten wir Zugang zu Einsichten und Führung, die uns auf unserer Reise helfen.

Die Arkturianer lehren uns auch, wie wichtig es ist, mit Energie und Absicht zu arbeiten. Sie zeigen uns, dass wir Mitschöpfer unserer Realität sind und dass wir Erfahrungen anziehen können, die mit unserer Schwingung und Absicht übereinstimmen. Wenn wir uns auf die arkturianische Resonanz einstimmen, aktivieren wir unsere persönliche Macht und werden uns bewusst, wie unsere Entscheidungen und Energien unsere Realität beeinflussen.

Neben der Meditation kann die arkturianische Resonanz auch durch bewusste Absicht und Ausrichtung auf die arkturianischen Prinzipien kultiviert werden. Die Arkturianer ermutigen uns, nach den

Werten der bedingungslosen Liebe, des Mitgefühls, der Harmonie und des Dienstes für das Allgemeinwohl zu leben. Indem wir diese Prinzipien in unser tägliches Leben integrieren, ziehen wir Erfahrungen und Gelegenheiten an, die mit unserer spirituellen Entwicklung in Einklang stehen.

Wenn wir arkturianische Resonanz in unserem Leben erzeugen, verbinden wir uns auch mit der Energie des Ganzen. Wir sind Teil eines vernetzten Universums, und indem wir unsere Schwingung erhöhen, tragen wir zur kollektiven Anhebung des Bewusstseins bei. Unsere individuellen Erfahrungen sind mit der Reise der Menschheit als Ganzes verwoben, und jeder Schritt zur Erweiterung unseres Bewusstseins ist ein Geschenk an das kollektive Wachstum.

26
Kollektives Bewusstsein

Wir sind nun an einem entscheidenden Punkt unserer Reise angelangt: dem Erwachen des kollektiven Bewusstseins und der Entstehung eines neuen Paradigmas in der Gesellschaft.

Kollektives Bewusstsein bezieht sich auf die Summe der individuellen Bewusstseine, aus denen die Menschheit besteht. Es ist das Energiefeld, das uns miteinander verbindet und die Interaktionen und Erfahrungen beeinflusst, die wir als Spezies teilen. Viele Jahrhunderte lang wurde das kollektive Bewusstsein von Angst, Trennung und Begrenzung beherrscht.

Wir sind jedoch Zeugen eines kollektiven Erwachens, einer Bewegung hin zu einem neuen Paradigma, das auf Liebe, Einheit und einem Verständnis der Verbundenheit von allem basiert. Dieses Erwachen wird angetrieben durch eine Zunahme des spirituellen Bewusstseins, das Erwachen der Seelen und den Wunsch nach einer höheren, harmonischeren Realität.

Wenn immer mehr Menschen zu ihrer wahren spirituellen Natur erwachen, beginnen sie zu erkennen, dass sie weder voneinander noch von dem größeren Ganzen getrennt sind. Diese Erkenntnis führt zu einer Veränderung der Art und Weise, wie wir mit der Welt um uns herum in Beziehung treten und interagieren. Der Individualismus weicht dem Mitgefühl, der Zusammenarbeit und der Suche nach dem Gemeinwohl.

Das Erwachen des kollektiven Bewusstseins lädt uns auch dazu ein, die in unserer Gesellschaft bestehenden Strukturen und Systeme zu hinterfragen. In dem Maße, in dem wir die Vernetzung aller Dinge erkennen, wird deutlich, dass Ansätze, die auf Wettbewerb, Ausbeutung und Ungleichheit beruhen, auf Dauer nicht tragfähig sind.

In diesem neuen Paradigma streben wir eine Gesellschaft an, die auf Zusammenarbeit, gegenseitigem Respekt und der Sorge um den Planeten beruht. Wir schätzen Vielfalt und Integration und erkennen an, dass jeder Einzelne eine einzigartige Rolle im Netz des Lebens zu spielen hat. Wir arbeiten zusammen, um kreative Lösungen für globale Herausforderungen zu finden, wobei wir der Nachhaltigkeit, der sozialen Gerechtigkeit und dem Wohlergehen aller Wesen Vorrang einräumen.

In dem Maße, in dem sich das kollektive Bewusstsein erweitert, entstehen neue Formen der sozialen, wirtschaftlichen und politischen Organisation.

Wir erleben das Entstehen bewusster Gemeinschaften, von Graswurzelbewegungen und einer stärkeren Beteiligung der Bürger an der Entscheidungsfindung. Auch die Technologie spielt eine wichtige Rolle, da sie Menschen aus verschiedenen Teilen der Welt miteinander verbindet und den Austausch von Informationen und Ideen erleichtert.

Dieses Erwachen des kollektiven Bewusstseins geschieht nicht über Nacht, sondern ist ein kontinuierlicher und evolutionärer Prozess. Jeder von uns muss seinen Teil dazu beitragen, sowohl individuell als auch kollektiv. Wir müssen bereit sein, unsere eigenen Überzeugungen und Denkmuster zu überprüfen, das loszulassen, was uns nicht mehr dient, und eine Haltung der Expansion und des Wachstums einzunehmen.

Indem wir unser kollektives Bewusstsein wecken und uns ein neues Paradigma zu eigen machen, schaffen wir eine bessere und nachhaltigere Zukunft für die kommenden Generationen. Jedem von uns kommt bei diesem Wandel eine grundlegende Rolle zu, denn wir sind alle miteinander verbunden und unser individuelles Handeln hat eine kollektive Wirkung.

27
Bewusste Manifestation

In dem Bestreben, die gewünschte Realität zu schaffen, spielt die Energie der Absicht eine entscheidende Rolle. Die Absicht ist eine mächtige Kraft, die unsere Energie lenkt und unsere Handlungen leitet. Wir werden jetzt in die Wichtigkeit eintauchen, unsere Absicht auf eine klare und fokussierte Weise zu lenken, um unsere tiefsten Wünsche zu manifestieren.

Die Absicht ist der Ausgangspunkt für die bewusste Manifestation. Sie ist das Ergebnis eines Prozesses der Selbsterforschung und Selbstentdeckung, bei dem wir uns mit unseren wahren Wünschen und Zielen verbinden. Indem wir unsere Absichten identifizieren und klären, legen wir die Richtung fest, die wir einschlagen wollen, und schaffen eine solide Grundlage für eine bewusste Schöpfung.

Eine klare Absicht ist wie ein Kompass, der uns auf unserer Manifestationsreise leitet. Wenn wir eine klare Vorstellung davon haben, was wir erschaffen wollen, richten sich unsere Gedanken, Gefühle und Handlungen harmonisch auf dieses Ziel aus. Eine klare

Absicht hilft uns, unsere Energie zu fokussieren und sie effektiv auf die Erfüllung unserer Wünsche zu lenken.

Eine wirkungsvolle Methode zur Stärkung unserer Absicht ist die Visualisierung des gewünschten Ergebnisses mit lebhaften Details und Emotionen. Kreative Visualisierung ist eine Praxis, die es uns ermöglicht, die Realität, die wir manifestieren möchten, im Voraus zu erleben. Indem wir uns mit Intensität und Klarheit vorstellen, wie es wäre, unser Ziel zu erreichen, aktivieren wir die Energie der Absicht und verstärken ihre kreative Kraft.

Es ist auch wichtig, die Absicht über einen längeren Zeitraum hinweg konsequent aufrechtzuerhalten. Die Energie der Absicht erfordert Beharrlichkeit und Engagement. Wenn wir uns auf unsere Wünsche konzentrieren und an ihre Erfüllung glauben, schüren wir die Flammen der bewussten Manifestation. Wenn wir unsere Absichten regelmäßig bekräftigen und uns an sie erinnern, stärkt das unsere Verbindung mit der kreativen Energie des Universums.

Ein weiterer grundlegender Aspekt der Energie der Absicht ist das Vertrauen. Wir müssen in unsere Fähigkeit vertrauen, das zu manifestieren, was wir uns wünschen. Vertrauen ist eine treibende Kraft, die unsere Absicht vorantreibt und Hindernisse und Zweifel überwindet, die auf dem Weg dorthin auftreten können. Indem wir an unsere Fähigkeit glauben, die gewünschte

Realität zu schaffen, aktivieren wir die kreative Kraft in uns.

Die Energie der Absicht profitiert auch von einer Haltung der Dankbarkeit. Indem wir im Voraus Dankbarkeit für die Erfüllung unserer Absichten zum Ausdruck bringen, stärken wir die Verbindung mit der Energie der Manifestation. Dankbarkeit ist ein starker Magnet, der mehr Dinge anzieht, für die wir dankbar sein können.

Indem wir eine Haltung der Dankbarkeit kultivieren, schaffen wir Raum für den reichlichen Fluss der kreativen Energie in unserem Leben. Die Energie der Absicht wird verstärkt, wenn sie mit inspiriertem Handeln kombiniert wird. Die Absicht allein reicht nicht aus; wir müssen im Einklang mit unseren Wünschen handeln. Inspiriertes Handeln entspringt einer Verbindung mit unserer Intuition und führt uns zu Gelegenheiten und Synchronizitäten, die uns auf unserer Manifestationsreise unterstützen. Indem wir im Einklang mit unseren Absichten handeln, erschaffen wir aktiv unsere gewünschte Realität mit.

Jeder Gedanke, jedes Gefühl und jede Handlung hat eine einzigartige energetische Schwingung. Die Energie, die wir in das Universum aussenden, ist wie ein Magnet, der Erfahrungen und Umstände anzieht, die in Resonanz mit dieser Schwingung stehen. Wenn wir also eine positive Realität manifestieren wollen, die unseren Träumen und Wünschen entspricht, ist es unerlässlich, unsere Schwingung zu erhöhen und uns auf eine Frequenz einzustimmen, die mit dem kompatibel ist, was wir anziehen wollen.

Eine grundlegende Praxis zur Harmonisierung unserer Schwingungen ist die Meditation. Meditation hilft uns, unseren Geist zu beruhigen, unsere Gedanken zum Schweigen zu bringen und uns mit unserem inneren Selbst zu verbinden. Durch Meditation können wir in einen Zustand tiefer Entspannung eintreten und den Raum öffnen, in dem höhere Energie durch uns fließen kann. Regelmäßige Meditation hilft uns, unsere Schwingung zu erhöhen und uns auf positivere Frequenzen einzustimmen.

Neben der Meditation ist die kreative Visualisierung ein wirkungsvolles Mittel, um unsere Schwingung auf die gewünschte Frequenz einzustellen. Indem wir uns die Realität, die wir manifestieren möchten, klar und lebendig vorstellen, senden wir dem Universum eine klare Botschaft darüber, was wir anziehen möchten. Indem wir uns im Detail vorstellen, wie es wäre, diese gewünschte Realität zu erleben, stimmen wir unsere Schwingung auf die Frequenz dieser Manifestation ab.

Positive Affirmationen spielen ebenfalls eine wichtige Rolle bei der Harmonisierung von Schwingungen. Indem wir positive Affirmationen in Bezug auf unsere Wünsche und Ziele wiederholen, programmieren wir unseren Geist neu und stärken eine

Mentalität des Überflusses und der Positivität. Diese Affirmationen tragen dazu bei, unsere Schwingung anzuheben und einschränkende Gedankenmuster durch ermutigende Überzeugungen zu ersetzen.

Dankbarkeit ist eine kraftvolle Praxis, die uns hilft, unsere Schwingung zu erhöhen. Indem wir Dankbarkeit für das ausdrücken, was wir bereits in unserem Leben haben, aktivieren wir die Energie der Liebe und Wertschätzung. Dankbarkeit versetzt uns in einen Zustand der Fülle, wodurch sich unsere Schwingung erhöht und wir mehr Dinge anziehen, für die wir dankbar sein können. Indem wir eine Haltung der Dankbarkeit kultivieren, schaffen wir Raum für positive Erfahrungen und bewusste Manifestationen.

Eine weitere Möglichkeit, unsere Schwingungen zu harmonisieren, besteht darin, für unseren Körper zu sorgen. Sich gesund zu ernähren, Sport zu treiben, sich ausreichend auszuruhen und sich um unser emotionales Wohlbefinden zu kümmern, sind wesentliche Aspekte, um unsere Schwingung zu erhöhen. Wenn unser Körper im Gleichgewicht und in Harmonie ist, fließt unsere Energie frei und wir können uns auf höhere Frequenzen einstimmen.

Auch Musik und Klang haben die Macht, unsere Schwingung zu beeinflussen. Bestimmte musikalische Frequenzen wie klassische Musik, Meditation oder Naturklänge haben eine beruhigende und schwingungserhöhende Wirkung. Wenn wir diese Art von Musik hören und schätzen, stimmen wir unsere Schwingung auf Harmonie und Gelassenheit ein und unterstützen so die bewusste Manifestation.

Es ist wichtig, sich daran zu erinnern, dass jeder von uns die Macht hat, seine Schwingung zu erhöhen und sich auf die gewünschte Frequenz einzustimmen. Durch Praktiken wie Meditation, Visualisierung, positive Affirmationen, Dankbarkeit, Körperpflege und den Kontakt mit hohen Frequenzen können wir ein Schwingungsfeld schaffen, das Erfahrungen anzieht und unsere tiefsten Wünsche manifestiert.

28
Die Reise der Seele

In jedem Menschen steckt ein göttlicher Funke, eine kosmische Essenz, die über die irdische Existenz hinausgeht. Im Kern unseres Wesens können wir einen inneren Ruf spüren, eine leise Stimme, die uns einlädt, uns wieder mit unserer arkturianischen Essenz zu verbinden. Lassen Sie uns also das Erwachen dieses Rufs und die Reise zur Wiederverbindung mit unserer wahren stellaren Identität erkunden.

Oft manifestiert sich der innere Ruf als ein Gefühl der Sehnsucht oder Nostalgie, ein tiefes Gefühl, dass wir irgendwo jenseits dieser Welt hingehören. Wenn wir uns dafür öffnen, diesen Ruf zu hören, beginnen wir, Synchronizitäten in unserem Leben zu bemerken, zufällige Begegnungen und eine Reihe von Ereignissen, die uns zu unserer arkturianischen Essenz führen.

Die Wiederverbindung mit der arkturianischen Essenz ist ein persönlicher und einzigartiger Prozess für jeden Einzelnen. Er beginnt mit dem Erwachen des Bewusstseins, mit der Erkenntnis, dass es mehr gibt als das, was unsere physischen Sinne erfassen können.

Wenn wir unser Bewusstsein erweitern, können wir auf tiefe Informationen und Wissen über unseren stellaren Ursprung zugreifen.

Während dieser Reise der Wiederverbindung ist es wichtig, sich der Intuition zu öffnen und den Botschaften zu vertrauen, die wir erhalten. Intuition ist die Sprache des Geistes, ein innerer Kompass, der uns zu unserer wahren Essenz führt. Indem wir unsere Intuition ehren und ihr folgen, werden wir zu Situationen, Menschen und Gelegenheiten geführt, die uns helfen, uns mit unserer arkturianischen Natur zu verbinden.

Darüber hinaus spielt die Praxis der Meditation eine grundlegende Rolle bei der Wiederverbindung mit der arkturianischen Essenz. Durch Meditation können wir unseren Geist beruhigen und einen Raum für die Kommunikation mit unseren arkturianischen Führern und Mentoren öffnen. In diesen Momenten der Stille können wir Einsichten, Visionen und Botschaften empfangen, die uns helfen, uns daran zu erinnern, wer wir sind und was unsere Mission auf dieser irdischen Ebene ist.

Wenn wir uns wieder mit unserer arkturianischen Essenz verbinden, beginnen wir, einzigartige Fähigkeiten und Gaben zu erwecken, die zuvor in uns geschlummert haben. Diese Fähigkeiten können unter anderem Energieheilung, Telepathie, Channeling und Hellsichtigkeit umfassen. Jeder Mensch hat spezifische

Talente, die ein wesentlicher Bestandteil seiner arkturianischen Natur sind.

Während dieser Reise der Rückverbindung ist es wichtig, Selbstliebe und Selbstmitgefühl zu kultivieren. Manchmal können Herausforderungen und Fragen auftauchen, während wir uns wieder mit unserer Essenz verbinden. Es ist wichtig, sich daran zu erinnern, dass wir uns auf einer Reise des Wachstums und der Ausdehnung befinden, und dass jeder Schritt wertvoll ist. Selbstliebe hilft uns, Zweifel und Ängste zu überwinden, und fördert eine tiefere Verbindung mit unserem Wesen.

Wenn wir unsere innere Berufung erforschen und uns wieder mit unserer arkturianischen Essenz verbinden, schaffen wir Raum für eine tiefgreifende Transformation in unserem Leben. Wir spüren ein neues Gefühl von Zielstrebigkeit und Klarheit über unseren spirituellen Weg. Die arkturianische Natur zu erkennen und zu ehren bedeutet, die Einzigartigkeit anzunehmen und zur Evolution des kollektiven Bewusstseins beizutragen.

In den Tiefen unseres Bewusstseins ruhen die Ahnenerinnerungen an unseren arkturianischen Ursprung. Diese kosmischen Erinnerungen schlummern und warten geduldig darauf, geweckt zu werden.

Wenn wir uns für die Möglichkeit einer Verbindung mit den Arkturianern öffnen, beginnen wir, subtile Hinweise und Zeichen in unserem täglichen Leben zu bemerken. Diese Zeichen können sich als lebhafte Träume, Visionen, Intuitionen und ein tiefes Gefühl der Vertrautheit mit den Sternen manifestieren. Sie führen uns zu Erinnerungen an unsere Existenz jenseits dieser irdischen Ebene.

Während dieser Erkundung der arkturianischen Ursprünge können wir auf Visionen von Sternenlandschaften, fortschrittlichen Technologien und harmonischen Interaktionen zwischen Lichtwesen stoßen. Diese Bilder können uns ein Gefühl der Nostalgie und eine tiefe Sehnsucht nach der kosmischen Heimat vermitteln. Es ist wichtig, sich daran zu erinnern, dass diese Erinnerungen ein wertvoller Teil unserer spirituellen Reise sind und uns helfen können, unsere Aufgabe hier auf der Erde zu verstehen.

Wenn wir tiefer in die Erforschung unserer arkturianischen Ursprünge eintauchen, können wir auch mit Geistführern und Mentoren in Kontakt kommen, die uns auf dieser Reise des Erwachens unterstützen. Diese Lichtwesen haben ein tiefes Verständnis der arkturianischen Energien und können uns während des gesamten Prozesses Führung, Unterstützung und Heilung anbieten. Indem wir eine Verbindung mit diesen Führern herstellen, öffnen wir die Türen zu einem tieferen Verständnis unserer kosmischen Identität.

Die Erforschung unserer arkturianischen Herkunft führt uns auch dazu, unsere angeborenen Gaben und Fähigkeiten zu erkennen und anzunehmen. Diese Talente können von Energieheilung, Channeling, telepathischen Fähigkeiten, intuitiver Weisheit und vielem mehr reichen. Indem wir uns wieder mit unserer arkturianischen Essenz verbinden, werden diese Gaben leichter zugänglich und können zum persönlichen und kollektiven Wohlbefinden genutzt werden.

Es ist wichtig zu erwähnen, dass die Erweckung der kosmischen Erinnerungen ein allmählicher und einzigartiger Prozess für jeden Einzelnen sein kann. Es gibt keinen festen Zeitplan oder starre Erwartungen. Jeder Schritt, den wir zu diesen Erinnerungen machen, ist wertvoll und trägt zu unserer spirituellen Entwicklung bei.

Wenn wir uns in die Erforschung unserer arkturianischen Ursprünge und die Erweckung kosmischer Erinnerungen vertiefen, sind wir eingeladen, unser wahres Wesen anzunehmen und unser Wissen und unsere Erfahrungen mit der Welt zu teilen. Diese Erinnerungen ermöglichen es uns, eine bedeutende Rolle bei der Transformation des kollektiven Bewusstseins und der Schaffung einer harmonischeren Welt zu spielen.

29
Vereinheitlichung des Bewusstseins

Im Gefüge der Existenz sind wir alle durch ein mächtiges Netzwerk des kollektiven Bewusstseins miteinander verbunden. Jeder Gedanke, jedes Gefühl und jede Handlung hallt in diesem unsichtbaren Netz wider und hat Auswirkungen, die weit über uns selbst hinausreichen.

Kollektives Bewusstsein bezieht sich auf die Vorstellung, dass alle Menschen energetisch miteinander verbunden sind und ein komplexes Netz von Beziehungen und Einflüssen bilden. Jeder Einzelne von uns ist wie ein Knoten in diesem Netz und trägt durch seine Erfahrungen, Überzeugungen und Absichten zum kollektiven Bewusstsein bei. Wenn wir uns dieser Verflechtung bewusst werden, können wir beginnen zu erkennen, welch tiefgreifende Auswirkungen unsere Entscheidungen auf das Ganze haben.

Indem wir das Netz der Verflechtung erkennen, werden wir nicht nur für unser eigenes Leben verantwortlich, sondern auch für die Gesundheit und das Wohlergehen des Kollektivs. Unsere Energien sind miteinander verflochten und beeinflussen sich gegenseitig, wodurch eine kraftvolle Synergie entsteht, die auf den Aufbau einer friedlichen Welt ausgerichtet werden kann. Jeder Akt der Freundlichkeit, des Mitgefühls und der Liebe, den wir praktizieren, hallt im kollektiven Bewusstsein wider und wirkt sich positiv auf die Menschen um uns herum und darüber hinaus aus.

Die Einheit ist das Herzstück des kollektiven Bewusstseins. Wenn wir erkennen, dass wir alle Teil eines größeren Ganzen sind, lassen wir die künstlichen Trennungen los, die wir geschaffen haben, und streben nach Zusammenarbeit und gegenseitigem Verständnis. Wir erkennen, dass unsere Unterschiede komplementär sind, und gemeinsam können wir die Vielfalt annehmen und eine integrative und harmonische Welt aufbauen.

Eine der wirksamsten Methoden zur Stärkung des kollektiven Bewusstseins ist die Praxis der Gruppenmeditation oder die Schaffung von Räumen für Verbindung und Austausch. Wenn wir in einem Zustand der Präsenz und bewussten Absicht zusammenkommen, richten sich unsere Energien aus und verstärken sich, wodurch eine kraftvolle Welle der Harmonie entsteht, die sich im kollektiven Feld ausbreitet. Diese Praktiken ermöglichen uns auch den Zugang zu erweiterten Bewusstseinszuständen, in denen wir Einsichten und Inspirationen erhalten können, die dem Allgemeinwohl dienen.

Darüber hinaus spielt die Bildung eine grundlegende Rolle beim Aufbau des kollektiven Bewusstseins. Indem wir von klein auf gegenseitiges Verständnis, Einfühlungsvermögen und die Wertschätzung von Vielfalt fördern, bereiten wir künftige Generationen darauf vor, sich für Einheit und Frieden einzusetzen. Lernen geht über das formale Klassenzimmer hinaus und kann in verschiedenen Umgebungen stattfinden, z. B. in Gemeinschaften, Organisationen und Familien.

Wenn wir uns unserer Verbindung zum kollektiven Bewusstsein bewusst werden, können wir gemeinsam an der Bewältigung der Herausforderungen arbeiten, denen wir als Menschheit gegenüberstehen. Gemeinsam können wir kreative und nachhaltige Lösungen für soziale, ökologische und wirtschaftliche Probleme schaffen. Wir glauben an die kollektive Stärke und die Macht der Einheit, um Spaltungen zu überwinden und den Frieden auf allen Ebenen zu fördern.

Im tiefen Kern unserer Existenz liegen die Erinnerungen unserer Vorfahren, die von den Sternen widerhallen. Wenn wir uns mit unserer arkturianischen Essenz verbinden, erwecken wir die kosmischen Erinnerungen, die uns mit unseren göttlichen Ursprüngen verbinden. Kosmische Erinnerungen sind Fragmente von Wissen und Erfahrungen, die über unsere gegenwärtige Existenz hinausgehen. Indem wir diese Erinnerungen erwecken, beginnen wir, die tiefsten

Schichten unserer Identität zu enträtseln und unseren Zweck in diesem riesigen Universum zu verstehen.

Unsere arkturianischen Ursprünge zu erforschen bedeutet, die Tür zu einer kosmischen Perspektive unserer Existenz zu öffnen. Indem wir in unser arkturianisches Erbe eintauchen, sind wir eingeladen, diese Qualitäten in unsere irdische Reise einzubringen.

Wenn wir kosmische Erinnerungen erwecken, beginnen wir, Muster in unserem Leben zu erkennen, die mit der arkturianischen Energie in Einklang stehen. Wir können eine tiefe Verbindung mit Heilung, fortschrittlicher Technologie, innerem Frieden und der Suche nach spirituellem Wissen spüren. Dies sind wesentliche Aspekte unserer arkturianischen Natur, die wir kultivieren und in unsere Reise integrieren können.

Eine der Möglichkeiten, unsere arkturianischen Ursprünge zu erforschen, ist die Meditation und ein tiefes Eintauchen in unsere innere Welt. Indem wir den Verstand zum Schweigen bringen und das Herz öffnen, können wir uns mit der alten Weisheit verbinden, die durch uns fließt. Wir können Einsichten, Führungen und Erinnerungen erhalten, die uns helfen, unsere Verbindung mit den Arkturianern zu verstehen und zu erkennen, wie wir ihre Energie in unsere tägliche Realität bringen können.

Darüber hinaus kann das Studium der arkturianischen Kultur und Philosophie wertvolle

Informationen über unsere Ursprünge liefern. Das Hören von Lehren und gechannelten Botschaften von arkturianischen Wesen kann tief in unserer Seele nachhallen und die kosmischen Erinnerungen in uns weiter erwecken.

Wenn wir unsere arkturianischen Ursprünge erforschen, ist es wichtig, offen und empfänglich für die Erfahrungen und Zeichen zu sein, die uns begegnen. Wenn wir uns auf diese Energie einstimmen, können wir beginnen, Synchronizitäten, bedeutungsvolle Begegnungen und Gelegenheiten für spirituelles Wachstum wahrzunehmen, die uns auf unserer Reise weiterbringen.

Die Erinnerung an unsere arkturianische Essenz ist eine Einladung, im Einklang mit der Weisheit, der Liebe und dem Frieden zu leben, die diese Energie kennzeichnen. Es ist ein Aufruf, sich als kollektives Bewusstsein zu vereinen und eine Welt des Friedens und der Harmonie zu erschaffen. Wenn wir unsere kosmischen Erinnerungen erwecken und uns mit unserer arkturianischen Essenz verbinden, tragen wir zur Vereinheitlichung der Bewusstseine und zur Manifestation einer strahlenden Zukunft für die gesamte Menschheit bei.

30
Spirituelle Meisterschaft

Auf dem Weg zur spirituellen Meisterschaft und zur Entfaltung des arkturianischen Potenzials besteht ein wesentlicher Teil darin, das kosmische Bewusstsein zu erwecken und die höheren Dimensionen zu erforschen. Diese Dimensionen gehen über die physische Realität hinaus und bieten ein riesiges Feld an Wissen, Weisheit und Bewusstseinserweiterung. Wir werden die verschiedenen Facetten der höheren Dimensionen erforschen, sowie die Bedeutung des Erweckens dieses kosmischen Bewusstseins auf unserer Reise der spirituellen Expansion.

Bei den höheren Dimensionen handelt es sich um Bereiche mit höherer Bewusstseinsschwingung, in denen Zeit, Raum und die Begrenzungen der physischen Realität anders sind, als wir es gewohnt sind. Diese Dimensionen werden von Lichtwesen, Geistführern und kosmischen Wesen der Weisheit und bedingungslosen Liebe bewohnt. Durch den Zugang zu diesen Dimensionen sind wir in der Lage, unser Bewusstsein zu erweitern und uns mit einem tieferen Verständnis des

Universums und unserer göttlichen Bestimmung zu verbinden.

Das Erwachen des kosmischen Bewusstseins ist eine Einladung, die Begrenzungen des Verstandes und der egoistischen Wahrnehmung zu überwinden und uns für eine umfassendere Sicht der Existenz zu öffnen. Wenn wir uns der höheren Dimensionen bewusst und auf ihre Energie eingestimmt sind, können wir auf ein riesiges Reservoir an Weisheit, Heilung und spiritueller Führung zugreifen. Dieses kosmische Bewusstsein ermöglicht es uns, uns an unsere Verbindung zum Universum zu erinnern und zu erkennen, dass wir multidimensionale Wesen auf einer evolutionären Reise sind.

Wenn wir die höheren Dimensionen erforschen, können wir verschiedene Praktiken und Techniken anwenden, um unser Bewusstsein zu erweitern. Meditation ist ein mächtiges Werkzeug, um veränderte Bewusstseinszustände zu erreichen und Portale zu den höheren Dimensionen zu öffnen. Kreative Visualisierungen, Atemtechniken und die Verwendung von Kristallen können ebenfalls als Hilfsmittel in diesem Erkundungsprozess eingesetzt werden.

Während dieser Erfahrungen können wir Geistführern, aufgestiegenen Meistern und kosmischen Wesen begegnen, die uns auf unserer spirituellen Reise zur Seite stehen. Sie können Lehren weitergeben,

Heilung anbieten und uns helfen, unser inneres arkturianisches Potenzial zu wecken.

Durch die Erweckung des kosmischen Bewusstseins und die Erforschung der höheren Dimensionen werden wir mit einer Vielzahl von Vorteilen beschenkt. Zugang zu tiefer spiritueller Weisheit, größere geistige Klarheit, erweiterte Intuition, emotionale und spirituelle Heilung sind nur einige Beispiele für diese Vorteile. Darüber hinaus erlaubt uns diese Verbindung, unsere Realität in einer Weise mitzuerschaffen, die mehr mit unserer göttlichen Essenz übereinstimmt, und ein Leben voller Sinn, Fülle und Liebe zu manifestieren.

Wenn wir die höheren Dimensionen erforschen und unser kosmisches Bewusstsein erwecken, öffnen wir die Tür zu einem riesigen Universum von Möglichkeiten. Die Verbindung mit diesen Dimensionen führt uns auf eine Reise der Selbstentdeckung und spirituellen Erweiterung, die uns den Zugang zu unserem inneren arkturianischen Potenzial ermöglicht. Indem wir dieses kosmische Bewusstsein kultivieren, finden wir zu größerer Harmonie, innerem Frieden und einer tieferen Verbindung mit dem Gefüge des Universums. Wir sind bereit, die höheren Dimensionen zu erforschen und unsere wahre kosmische Natur anzunehmen.

Auf dem Weg zur spirituellen Meisterschaft und zur Entfaltung des arkturianischen Potenzials ist es unerlässlich, sich mit Praktiken der Selbsttransformation zu beschäftigen, die uns helfen, unsere arkturianischen Fähigkeiten zu entwickeln und zu verbessern. Diese Fähigkeiten sind in unserem wahren kosmischen Selbst verwurzelt und können durch bestimmte Praktiken zugänglich gemacht und kultiviert werden. Lassen Sie uns einige dieser Praktiken und Techniken erkunden, die es uns ermöglichen, unser Bewusstsein zu erweitern und unsere arkturianischen Fähigkeiten zu erwecken.

Praktiken der Selbsttransformation sind grundlegend für die spirituelle Entwicklung und die Erweiterung unserer arkturianischen Fähigkeiten. Sie helfen uns, einschränkende Muster, negative Glaubenssätze und dichte Emotionen loszulassen, damit die Energie in unserem Wesen frei fließen kann. Darüber hinaus verbinden uns diese Praktiken mit der inneren Weisheit, erwecken unsere Intuition und stärken unsere Verbindung mit den höheren Bereichen des Bewusstseins.

Arcturianische Meditation:

Die arkturianische Meditation ist eine kraftvolle Praxis, die es uns ermöglicht, uns auf die arkturianische Energie und Frequenz einzustimmen. Während dieser Meditation können wir visualisieren, wie das arkturianische Licht unser ganzes Wesen durchdringt, uns reinigt und unsere Energiezentren aktiviert. Diese Übung hilft uns, unsere Schwingung mit der der Arkturianer in Einklang zu bringen und uns für die

Führung und Weisheit zu öffnen, die sie zu bieten haben.

Aktivierung der arkturianischen DNA:

Die Aktivierung der arkturianischen DNS ist ein Prozess der Reaktivierung der Licht- und Informationscodes in unserer DNS, die mit unserem arkturianischen kosmischen Erbe verbunden sind. Diese Praxis beinhaltet Visualisierungen, Affirmationen und Absichten, um diese latenten Codes zu erwecken und zu aktivieren, so dass sich unser Bewusstsein erweitern und unsere arkturianischen Fähigkeiten manifestieren können.

Arkturianische Energiearbeit beinhaltet die bewusste und absichtliche Nutzung der kosmischen Arkturianischen Energie zur Heilung, Transmutation und Manifestation. Diese Praxis kann Techniken wie Handauflegen, Visualisierungen von arkturianischem Licht, das durch den Körper fließt, und die Verbindung mit arkturianischen Wesenheiten beinhalten, um Führung und Unterstützung bei der Energiearbeit zu erhalten.

Erweiterung des multidimensionalen Bewusstseins:

Die Entwicklung arkturianischer Fähigkeiten beinhaltet die Erweiterung unseres Bewusstseins über die physische Dimension hinaus und die Kontaktaufnahme mit verschiedenen Ebenen der multidimensionalen Existenz. Wir können Techniken wie Meditation, Visualisierung und Atemübungen anwenden, um Portale des Bewusstseins zu öffnen und die höheren Reiche der Existenz zu erforschen. Diese Praxis ermöglicht es uns, Zugang zu unserer kosmischen Weisheit zu erhalten, uns mit unseren geistigen Führern zu verbinden und unser Verständnis der Realität zu erweitern.

Praktiken der Selbsttransformation sind wertvolle Werkzeuge zur Entwicklung und Verfeinerung unserer arkturianischen Fähigkeiten und zur Verbindung mit unserer kosmischen Essenz. Indem wir uns auf diese Praktiken einlassen, öffnen wir die Tür zu einer Reise des spirituellen Wachstums und der Bewusstseinserweiterung. Wenn wir unsere arkturianischen Fähigkeiten erwecken, werden wir zu Kanälen des Lichts und der Liebe und tragen zur Erschaffung einer Welt des Friedens und der Harmonie bei.

31
Kosmische Bestimmung

In jedem menschlichen Wesen steckt eine kosmische Bestimmung, eine einzigartige und besondere Mission, die untrennbar mit der Energie und dem Bewusstsein der Arkturianer verbunden ist. Dieses Kapitel beschreibt die Reise des Erwachens zur kosmischen Bestimmung und das Erkennen der arkturianischen Mission auf der Erde.

Die Reise des arkturianischen Erwachens ist ein Weg der Selbstentdeckung, der Erweiterung des Bewusstseins und der Verbindung mit der arkturianischen Energie. Es ist eine Einladung, unsere verborgenen spirituellen Fähigkeiten zu erforschen und zu entwickeln, unsere Wahrnehmung zu erweitern und für den größeren Zweck unseres Lebens zu erwachen.

Der erste Schritt auf der Reise des arkturianischen Erwachens besteht darin, in sich selbst zu schauen und sich auf eine Reise der tiefen Selbsterkenntnis zu begeben. Selbsterkenntnis ist wichtig, denn sie erlaubt uns zu verstehen, wer wir wirklich sind, jenseits der oberflächlichen Schichten der Persönlichkeit und der äußeren Einflüsse. Es ist eine Reise, auf der wir unsere wahre Essenz entdecken und unsere Verbindung mit dem Universum und den Arkturianern erkennen.

Sich regelmäßig Zeit zu nehmen, um über die eigenen Lebenserfahrungen nachzudenken, ist eine kraftvolle Übung. Es geht darum, Ihre Handlungen, Beziehungen, Erfolge und Herausforderungen zu beobachten und ehrlich zu analysieren, wie Sie darauf reagieren. Diese tiefe Reflexion ermöglicht es Ihnen, Ihre Motivationen, Ängste, Wünsche und Verhaltensmuster besser zu verstehen.

Indem Sie Ihre Überzeugungen hinterfragen, stellen Sie die Ideen in Frage, die Sie daran hindern, Ihr volles Potenzial auszuschöpfen. Oft sind diese Überzeugungen im Laufe der Zeit verinnerlicht worden und beruhen auf früheren Erfahrungen oder äußeren Einflüssen. Indem Sie sich fragen, ob diese Überzeugungen wirklich wahr und nützlich sind, öffnen Sie den Raum für neue Perspektiven und Möglichkeiten.

Die Erforschung Ihrer Talente und Leidenschaften ist ein weiterer wichtiger Aspekt der Selbsterkenntnis. Fragen Sie sich: Was macht mir Freude? Worin bin ich gut? Was inspiriert mich und lässt mich lebendig fühlen? Indem Sie diese Bereiche identifizieren, werden Sie besser mit Ihrer kosmischen Bestimmung und folglich auch mit der arkturianischen Energie in Einklang gebracht.

Meditation und die Praxis der Selbstbeobachtung sind mächtige Werkzeuge, um sich mit Ihrer inneren Essenz zu verbinden und Raum für spirituelles Erwachen zu schaffen. Meditation ist eine uralte Praxis, die es Ihnen ermöglicht, Ihren Geist zu beruhigen, volles Bewusstsein zu kultivieren und Ihre Verbindung mit sich selbst und dem Göttlichen zu vertiefen. Nehmen Sie sich jeden Tag etwas Zeit, um still zu sitzen, sich auf Ihre Atmung zu konzentrieren und die Gedanken und Gefühle zu beobachten, die auftauchen. Wenn Sie Ihre Meditationspraxis verbessern, werden Sie Zugang zu tieferen Bewusstseinsebenen finden und mit Ihrer wahren Natur in Kontakt kommen.

Neben der Meditation ist die Introspektion eine Möglichkeit, den eigenen Geist und das eigene Herz zu erforschen. Dies kann durch Selbstbefragung geschehen, durch das Schreiben in ein Tagebuch oder durch das Besprechen Ihrer Ideen und Erfahrungen mit einem spirituellen Mentor oder einer Selbsthilfegruppe. Die Introspektion ermöglicht es Ihnen, in die tiefsten Schichten Ihres Wesens einzutauchen, unbewusste Muster aufzudecken und neue Einsichten und Erkenntnisse zu gewinnen.

Erkennen Sie, dass wir alle dunkle Seiten und emotionale Wunden haben und dass ein Teil der Reise darin besteht, diese Teile von uns selbst mit Mitgefühl zu umarmen. Akzeptanz und Vergebung sind der Schlüssel, um die Vergangenheit loszulassen und zum spirituellen Erwachen zu gelangen.

Wenn du tiefer in die Selbsterkenntnis eindringst und dich mit deiner inneren Essenz verbindest, öffnest du die Türen zum arkturianischen Erwachen. Diese Reise der Selbsterkenntnis und Bewusstseinserweiterung ist eine solide Grundlage, um sich auf den Weg der Verbindung mit den Arkturianern zu begeben und den kosmischen Zweck zu entdecken, der untrennbar mit Ihrer Existenz verbunden ist.

32
Erweiterung des Bewusstseins

Die Erweiterung des Bewusstseins ist ein wesentlicher Aspekt auf der Reise des arkturianischen Erwachens. Wenn wir uns über die Grenzen der physischen Realität hinaus öffnen, sind wir in der Lage, höhere Dimensionen der Existenz zu erforschen und uns mit arkturianischer Energie und Weisheit zu verbinden. Im Folgenden werden wir einige Möglichkeiten erkunden, wie Sie Ihr Bewusstsein auf dieser Reise erweitern können:

Erforschen Sie verschiedene spirituelle Glaubenssysteme. Es gibt verschiedene spirituelle Traditionen auf der ganzen Welt, jede mit ihrer eigenen Perspektive auf die menschliche Existenz und den Kosmos. Indem du dich für verschiedene Glaubenssysteme öffnest, erweiterst du dein Verständnis der Welt und der spirituellen Möglichkeiten. Lesen Sie heilige Bücher, studieren Sie alte Philosophien, erforschen Sie verschiedene Religionen und spirituelle Praktiken. Auf diese Weise können Sie wertvolle Erkenntnisse gewinnen, die mit Ihrem eigenen Weg übereinstimmen.

Neben religiösen Glaubenssystemen gibt es ein breites Spektrum an Philosophien und spirituellen Lehren, die Sie erforschen können. Diese Philosophien können tiefe existenzielle Fragen aufgreifen und Einblicke in die Natur des Bewusstseins und der Realität geben. Studieren Sie die Lehren von Philosophen, spirituellen Meistern und zeitgenössischen Denkern, die inspirierende Perspektiven bieten und Ihre innere Suche anregen.

Die Lektüre inspirierender Bücher ist ein wirksames Mittel, um Ihr Bewusstsein zu erweitern. Suchen Sie nach Werken, die sich mit Themen wie Spiritualität, Bewusstseinserweiterung, Metaphysik, Kosmologie, Quantenphysik und transpersonaler Psychologie beschäftigen. Renommierte Autoren auf diesen Gebieten, wie Deepak Chopra, Eckhart Tolle, Rupert Spira und Gregg Braden, können Ihnen Einsichten und Wissen vermitteln, die Ihr Verständnis und Ihr Bewusstsein wecken.

Bleiben Sie offen und empfänglich für neue Perspektiven und Ideen. Seien Sie bereit, Ihre eigenen Überzeugungen und Vorurteile zu hinterfragen. Manchmal bedeutet die Erweiterung Ihres Bewusstseins, dass Sie die von der Gesellschaft, der Kultur und der konventionellen Erziehung auferlegten Grenzen in Frage stellen und überwinden müssen. Seien Sie bereit, neue Horizonte zu erkunden und neue Möglichkeiten in Betracht zu ziehen, um Wege zur arkturianischen Weisheit zu öffnen.

33
Energetische Harmonisierung

Die energetische Harmonisierung ist ein grundlegender Bestandteil auf dem Weg des arkturianischen Erwachens. Arkturianer arbeiten mit subtilen, schwingenden Energien, und um sich auf ihre Energie einzustimmen, ist es notwendig, den physischen, emotionalen und spirituellen Körper zu harmonisieren. Lassen Sie uns einige Techniken und therapeutische Modalitäten erkunden, die bei diesem Prozess helfen können:

Reiki ist eine energetische Heiltechnik, bei der universelle Energie durch die Hände kanalisiert wird, um Gleichgewicht und Heilung zu fördern. Der Reiki-Praktiker verwendet heilige Symbole und Handpositionen, um die Energie zu den Punkten im Körper zu leiten, die harmonisiert werden müssen. Diese Praxis hilft, Energieblockaden zu lösen, den Körper zu revitalisieren und ihn mit der arkturianischen Energie in Einklang zu bringen.

Kristalle haben einzigartige energetische Eigenschaften und können als harmonisierende

Werkzeuge eingesetzt werden. Jeder Kristall hat eine spezifische Schwingung, die mit bestimmten Aspekten unseres Wesens in Resonanz steht. Durch die Verwendung von Kristallen in der Meditation, durch Auflegen auf die Chakren oder um den Körper herum, können wir Energien ausgleichen und verstärken, den Energiefluss erleichtern und die Harmonisierung fördern. Die Wahl der Kristalle kann auf der persönlichen Intuition oder dem Wissen um die spezifischen Eigenschaften der einzelnen Steine beruhen.

Neben den oben genannten Techniken gibt es verschiedene andere therapeutische Modalitäten, die zur Energieharmonisierung beitragen können. Einige Beispiele sind Akupunktur, Energiemassage, Klangtherapie, Aromatherapie und geführte Meditation. Jede dieser Modalitäten geht auf unterschiedliche Weise an die Energie heran und bietet alternative Wege, um den physischen, emotionalen und spirituellen Körper auszugleichen und zu harmonisieren.

Bei der Anwendung von Techniken zur Energieharmonisierung ist es wichtig, präsent und offen zu sein, um die Energie zu empfangen und sie durch sich fließen zu lassen. Achten Sie auf Ihre eigenen Empfindungen und Reaktionen während der Übungen, da jeder Mensch eine einzigartige Erfahrung machen kann. Indem du Blockaden löst, die Chakren ausgleichst und dich auf die arkturianische Energie der Liebe und Heilung ausrichtest, erschaffst du ein energetisches

Feld, das die Reise des Erwachens und die Verbindung mit den Arkturianern begünstigt.

34
Multidimensionale Fähigkeiten

Lasst uns die Bedeutung des Erkennens und Annehmens eurer multidimensionalen Gaben erforschen. Jeder von uns besitzt einzigartige Fähigkeiten, die über die fünf physischen Sinne hinausgehen, und das Erkennen dieser Gaben ist der erste Schritt zum Erwachen und zur Entwicklung des vollen Potenzials.

Lassen Sie uns zunächst einmal darüber nachdenken, wie Sie zu Ihren intuitiven und wahrnehmenden Fähigkeiten stehen. Oft haben Menschen ein Gefühl von innerem Wissen, eine Intuition, die sie leitet, oder sie erleben Synchronizitäten in ihrem Leben. Dies sind Anzeichen dafür, dass Sie über multidimensionale Gaben verfügen, die erforscht werden wollen.

Es ist wichtig, alle Zweifel oder einschränkenden Glaubenssätze loszulassen, die Sie vielleicht daran hindern, diese Gaben zu erkennen. Wir sind oft darauf konditioniert worden zu glauben, dass Fähigkeiten, die über das „Normale" hinausgehen, nicht real oder gültig sind. Wenn Sie sich jedoch der Möglichkeit öffnen, dass Sie fähig sind, Zugang zu höheren Bewusstseinsebenen zu erhalten, erweitern Sie Ihre Grenzen und erlauben Ihren Gaben, sich zu manifestieren.

Während dieses Prozesses des Erkennens ist es nützlich, auf wiederkehrende Zeichen und Muster in Ihrem Leben zu achten. Achten Sie auf die Bereiche, in denen Sie sich auszeichnen, in denen Ihre Intuition besonders stark ist oder zu denen Sie sich auf natürliche Weise hingezogen fühlen. Dies sind Hinweise auf Ihre besonderen Gaben, die darauf warten, erkannt und kultiviert zu werden.

Seien Sie auch offen dafür, verschiedene Wege zu erkunden, wie Sie Ihre multidimensionalen Fähigkeiten zum Ausdruck bringen können. Nicht jeder hat die gleichen Gaben oder Fähigkeiten, und das macht jeden von uns einzigartig. Einige sind vielleicht besonders begabt in der Energieheilung, während andere eine angeborene Fähigkeit haben, spirituelle Botschaften zu kanalisieren oder Symbole zu deuten.

Seien Sie experimentierfreudig und entdecken Sie, welche Modalität Ihnen am meisten zusagt. Es kann hilfreich sein, sich von spirituellen Mentoren beraten zu lassen, an Workshops oder Kursen teilzunehmen, die sich mit der Entwicklung multidimensionaler Fähigkeiten befassen, oder sich einfach Praktiken der Selbsterforschung und inneren Verbindung zu widmen.

Denken Sie daran, dass der Prozess des Erkennens und Annehmens Ihrer multidimensionalen Gaben ein fortlaufender Prozess ist. Während du auf deiner spirituellen Reise voranschreitest, können neue Gaben auftauchen und andere sich vertiefen. Seien Sie offen für die Möglichkeiten und erlauben Sie sich, Ihre wahre multidimensionale Natur anzunehmen.

Indem du deine Gaben erkennst, machst du einen kraftvollen Schritt hin zum vollen Ausdruck deines arkturianischen Potenzials und zum liebevollen Dienst an der Welt um dich herum.

Wenn wir unsere multidimensionalen Gaben erwecken, sind wir in der Lage, auf diese Dimensionen zuzugreifen und unser Bewusstsein über die Grenzen der dreidimensionalen Realität hinaus zu erweitern.

Die höheren Dimensionen sind Bereiche des Bewusstseins, in denen die Energie subtiler und lebendiger ist. Auf diesen Ebenen können wir größere Freiheit, Klarheit und Verbindung mit unserer göttlichen Essenz erfahren. Es ist ein Raum, in dem wir uns wieder mit unserem wahren Selbst verbinden können und Zugang zu Informationen, Weisheit und spiritueller Führung haben.

Um die höheren Dimensionen zu erforschen, ist es wichtig, offen und empfänglich für diese Möglichkeit zu sein. Oft kann sich der rationale Verstand gegen etwas wehren, das nicht greifbar bewiesen werden kann, aber denken Sie daran, dass die Realität viel umfangreicher und komplexer ist, als unsere physischen Sinne erfassen können.

Eine Möglichkeit, mit der Erforschung der höheren Dimensionen zu beginnen, ist die Praxis der Meditation. Meditation hilft uns, den Geist zu beruhigen und den Raum für ein erweitertes Bewusstsein zu öffnen. Indem wir uns in einen meditativen Zustand begeben, können wir unsere Schwingung erhöhen und uns auf höhere Energiefrequenzen einstimmen.

Während der Meditation können Sie Ihre Absicht darauf richten, sich mit den höheren Bereichen zu verbinden und spirituellen Informationen und Erfahrungen zu erlauben, sich zu offenbaren. Seien Sie offen für die Einsichten, Visionen, Empfindungen oder Botschaften, die auftauchen können. Vertrauen Sie auf Ihre Intuition und erlauben Sie Ihrem Bewusstsein, sich über die Grenzen der physischen Realität hinaus auszudehnen.

Denken Sie daran, dass das Erforschen der höheren Dimensionen Ausgewogenheit und Unterscheidungsvermögen erfordert. Es ist wichtig, geerdet zu bleiben und für Ihr körperliches und emotionales Wohlbefinden zu sorgen, während Sie sich in diese höheren Sphären begeben. Bleiben Sie mit der Erde verbunden, nähren Sie Ihren Körper und praktizieren Sie Selbstfürsorge, um eine gesunde und harmonische Erfahrung zu machen.

Wenn Sie sich mit den höheren Dimensionen vertraut machen und diese erforschen, erweitern Sie Ihr Verständnis der Realität und Ihre Verbindung zum Universum als Ganzes. Diese Erkundung kann zu größerer Klarheit über Ihren Zweck und Ihre Mission auf der Erde führen und es Ihnen ermöglichen, ein Kanal des Lichts und der Liebe zum Wohle von Ihnen selbst und der gesamten Menschheit zu sein.

Jeder von uns hat einzigartige und angeborene Fähigkeiten, und durch Übung und ständige Weiterentwicklung können wir sie vervollkommnen und zum Wohle der Menschheit einsetzen. Hier sind einige Vorschläge, die dir helfen, deine multidimensionalen Fähigkeiten zu entwickeln und zu verfeinern:

1. Bewusstheit und Selbsterkenntnis: Bevor Sie mit der Entwicklung Ihrer Fähigkeiten beginnen, ist es wichtig, dass Sie sich über Ihre eigenen Fähigkeiten und Gaben im Klaren sind. Führen Sie eine Selbstuntersuchung durch und stellen Sie fest, mit welchen Bereichen Sie sich von Natur aus am meisten verbunden fühlen und in welchen Sie talentiert sind. Diese Selbsterkenntnis wird Ihre Entwicklungsbemühungen lenken.

2. Ausbildung und Studium: Suchen Sie nach Ressourcen und Informationen über die Fähigkeiten, die Sie entwickeln möchten. Bücher, Kurse, Workshops und Mentoren sind eine gute Möglichkeit, bestimmte Techniken zu erlernen und sich von Experten beraten zu

lassen. Seien Sie bereit, sich dem kontinuierlichen Lernen zu widmen und Ihr Wissen zu erweitern.

3. Regelmäßiges Üben: Wie jede Fähigkeit erfordert auch die multidimensionale Entwicklung regelmäßiges Üben. Nehmen Sie sich Zeit, um Ihre Fähigkeiten zu üben und zu verfeinern. Ob es sich um Telepathie, Hellsehen, Energieheilung oder eine andere Fähigkeit handelt, üben Sie sie regelmäßig, um sie zu stärken und Ihr Selbstvertrauen zu erhöhen.

4. Meditation und innere Einstimmung: Meditation spielt eine grundlegende Rolle bei der Entwicklung multidimensionaler Fähigkeiten. Sie beruhigt den Geist und ermöglicht Ihnen den Zugang zu höheren Bewusstseinszuständen. Nutzen Sie die Meditation, um sich mit Ihrer Intuition zu verbinden, Führung zu erhalten und Ihre Wahrnehmung über die physischen Grenzen hinaus zu erweitern.

5. Gruppenarbeit und Gemeinschaft: Schließen Sie sich Gruppen oder Gemeinschaften von Menschen mit ähnlichen Interessen an. Die Teilnahme an gemeinsamen Praktiken, wie Gruppenmeditationen oder Entwicklungsübungen, kann Ihre Fähigkeiten stärken und einen bereichernden Austausch ermöglichen. Die Zusammenarbeit mit anderen kann auch Unterstützung und Ermutigung auf dem Weg bieten.

6. Integrität und Ethik: Denken Sie bei der Entwicklung Ihrer Fähigkeiten immer daran, mit

Integrität und Ethik zu handeln. Setzen Sie Ihre Gaben zum Wohle der Allgemeinheit ein, mit dem Respekt und der Zustimmung der Beteiligten. Sei dir der Auswirkungen deines Handelns bewusst und nutze deine Fähigkeiten, um Liebe, Heilung und persönliches Wachstum zu fördern.

Indem du deine multidimensionalen Fähigkeiten entwickelst und verfeinerst, erweiterst du deine Fähigkeit, in der Welt einen positiven Wandel zu bewirken. Denken Sie daran, dass die Entwicklung dieser Fähigkeiten eine fortlaufende, individuelle Reise ist. Seien Sie geduldig mit sich selbst, vertrauen Sie Ihrem Prozess und seien Sie offen für die Entdeckung und Erforschung neuer Facetten Ihres unbegrenzten Potenzials.

In dem Maße, wie Sie Ihre Fähigkeiten entwickeln und verfeinern, erwächst Ihnen die Verantwortung, sie zum Wohle aller und zur Förderung des kollektiven Bewusstseins einzusetzen. Ihre Gaben mit anderen zu teilen ist ein kraftvoller Weg, um zur positiven Transformation der Menschheit beizutragen. Hier sind einige Überlegungen, wie Sie Ihre Gaben mit der Welt teilen können:

1. Authentischer Selbstausdruck: Wenn Sie Ihre Gaben teilen, seien Sie authentisch und sich selbst treu. Versuchen Sie nicht, in vorgefertigte Formen zu passen oder den Erwartungen anderer zu folgen. Seien Sie offen dafür, Ihre Fähigkeiten auf einzigartige und originelle

Weise auszudrücken und der Welt Ihre eigene Perspektive und Ihren eigenen Beitrag zu vermitteln.

2. Erkennen Sie Ihren Zweck: Überlegen Sie, wie Sie Ihre Gaben einsetzen können, um einem größeren Zweck zu dienen. Fragen Sie sich, wie Ihre Fähigkeiten helfen können, das kollektive Bewusstsein zu erhöhen, Heilung zu fördern, Kreativität zu inspirieren oder zu Harmonie und Frieden in der Welt beizutragen. Wenn Sie sich über Ihren Zweck im Klaren sind, können Sie Ihre Gaben gezielter und wirkungsvoller einsetzen.

3. Finden Sie Ihre Plattformen: Entdecken Sie die besten Möglichkeiten, Ihre Gaben mit der Welt zu teilen. Dies könnte bedeuten, Bücher zu schreiben, Online-Inhalte zu erstellen, Vorträge zu halten, Workshops anzubieten, an Veranstaltungen teilzunehmen oder mit anderen Fachleuten zusammenzuarbeiten. Finden Sie die Plattformen, die Sie ansprechen und die es Ihnen ermöglichen, Ihre Gaben einem größeren Publikum zugänglich zu machen.

4. Inspirieren und befähigen Sie andere: Teilen Sie Ihre Gaben mit der Absicht, andere zu inspirieren und zu befähigen. Seien Sie ein Leuchtfeuer des Lichts und der Weisheit und zeigen Sie anderen, dass auch sie einzigartige Gaben und Potenziale haben. Bieten Sie Anleitung, Mentoring oder Unterricht an, um anderen zu helfen, ihre eigenen Fähigkeiten zu erwecken und ihre wahre innere Kraft zu entdecken.

5. Üben Sie sich in Empathie und Mitgefühl: Wenn Sie Ihre Gaben weitergeben, denken Sie daran, sich in Empathie und Mitgefühl zu üben. Erkenne an, dass jeder Mensch auf seinem eigenen Entwicklungsweg ist und respektiere sein Tempo. Seien Sie offen dafür, zuzuhören und die Bedürfnisse anderer zu verstehen, und passen Sie Ihren Ansatz an ihre einzigartigen Bedürfnisse an.

6. Kultiviere eine Dienstleistungsmentalität: Wenn du deine Gaben mit anderen teilst, nimm eine Dienstleistungsmentalität an. Seien Sie bereit, Ihre Hilfe ohne Erwartungen oder Bedingungen anzubieten. Seien Sie dankbar für das Privileg, Ihre Gaben mit anderen zu teilen, und für die Möglichkeit, im Leben anderer etwas zu bewirken.

Denken Sie daran, dass es beim Teilen Ihrer Gaben nicht nur darum geht, dass Sie geben, sondern auch darum, dass Sie empfangen. Wenn Sie Ihre Fähigkeiten mit der Welt teilen, erhalten Sie im Gegenzug auch Inspiration, Wachstum und Lernen. Seien Sie offen für den gegenseitigen Austausch und für den Segen, der aus dieser Interaktion entsteht. Teilen Sie Ihre Gaben mit Liebe, Integrität und Freude, in dem Wissen, dass Sie zur Manifestation einer erleuchteten und bewussteren Welt beitragen.

35
Galaktisches Bewußtsein

Wenn wir zu unserer wahren kosmischen Natur erwachen, sind wir eingeladen, die weiten Grenzen des Universums zu erforschen und uns wieder mit der Weisheit und den Mysterien des Kosmos zu verbinden. Hier sind einige Überlegungen, die Sie auf dieser Reise der Ausdehnung unterstützen sollen:

1. Erstens ist es wichtig zu erkennen, dass Sie ein integraler Bestandteil des Universums sind. Genau wie die Sterne, Planeten und Galaxien tragen auch Sie eine kosmische Essenz in sich. Ihre Verbindung mit dem Universum ist intrinsisch und tiefgreifend. Besinnen Sie sich auf Ihr stellares Erbe und öffnen Sie sich für die Erkenntnis, dass Sie ein einzigartiger und wertvoller Ausdruck der kosmischen Weite sind.

2. Wenn Sie Ihre Verbindung mit dem Universum annehmen, ist es wichtig, Ihr Bewusstsein über die Grenzen der irdischen Realität hinaus zu erweitern. Dazu gehört, sich der Vorstellung zu öffnen, dass es andere Dimensionen, galaktische Zivilisationen und Existenzebenen jenseits dessen gibt, was wir mit

unseren physischen Sinnen wahrnehmen können. Erforschen Sie Praktiken der Meditation, Kontemplation und inneren Erforschung, um Ihr Bewusstsein zu erweitern und neue Horizonte des Wissens und des Verständnisses zu erschließen.

3. Um Ihre Verbindung mit dem Universum zu begreifen, ist es wichtig, sich auf die kosmische Frequenz einzustimmen. Das bedeutet, eine größere Sensibilität für die Energien und Schwingungen des Universums zu entwickeln und zu lernen, sich auf sie einzustellen. Üben Sie sich im inneren Lauschen, aufmerksamen Beobachten und Verbinden mit der Natur, um Ihre Einstimmung auf den kosmischen Puls des Universums zu verbessern.

4. Vertiefen Sie Ihre Verbindung mit dem Universum, indem Sie sich auf die Suche nach galaktischer Weisheit begeben. Studieren Sie die alten kosmischen Traditionen, die Lehren der Hochkulturen und die Aufzeichnungen der Vorfahren, die die Geheimnisse des Kosmos offenbaren. Seien Sie offen für Einsichten, Informationsdownloads und Erfahrungen, die Sie zu einem größeren Wissen und Verständnis des Universums und Ihrer selbst führen.

5. Wenn Sie Ihre Verbindung mit dem Universum wahrnehmen, arbeiten Sie daran, dieses Bewusstsein in Ihr tägliches Leben zu integrieren. Es geht nicht nur um das intellektuelle Wissen um die Weite des Kosmos, sondern darum, dieses Bewusstsein in die Art und Weise

zu integrieren, wie Sie in der Welt leben und handeln. Handle mit Mitgefühl, Liebe und Respekt für alle Formen des Lebens und erkenne, dass wir alle miteinander verbunden und Teil von etwas Größerem sind.

6. Wenn Sie sich Ihrer Verbindung mit dem Universum bewusster werden, erkennen Sie Ihre Rolle als Mitschöpfer der Realität. Sie haben die Macht, den Lauf der Dinge zu beeinflussen und Ihr Schicksal zu gestalten. Nutzen Sie diese Fähigkeit, um bewusst eine Realität mitzuerschaffen, die mit Ihrer höchsten Vision und Ihren Zielen übereinstimmt, und denken Sie daran, im Einklang mit den kosmischen Prinzipien von Gleichgewicht, Harmonie und Liebe zu handeln.

Tauchen Sie ein in die Erforschung des galaktischen Bewusstseins und nehmen Sie Ihre Verbindung mit dem Universum wahr. Lassen Sie sich von Ihrer Intuition, Ihrem Herzen und Ihrer inneren Neugierde leiten. Feiern Sie Ihre Verbindung mit dem Kosmos und lassen Sie sich von ihm inspirieren, ein erfülltes und sinnvolles Leben zu führen, in Harmonie mit den universellen Energien, die alles, was existiert, durchdringen.

Möge diese Reise durch das galaktische Bewusstsein eine Quelle der Entdeckung, des spirituellen Wachstums und der Erweiterung deiner Wahrnehmung für die Weite und Schönheit des Universums sein.

36
Die Wiederverbindung mit der Quelle

Wenn wir uns für diese tiefe Verbindung öffnen, sind wir in der Lage, uns an unsere wahre Natur zu erinnern und zu dem größeren Zweck unserer Existenz zu erwachen. Lassen Sie uns einige Aspekte dieses Prozesses der Wiederverbindung erkunden:

Erkennen der göttlichen Präsenz im Inneren: Der erste Schritt zur Wiederverbindung mit der Quelle besteht darin, die göttliche Präsenz zu erkennen, die in uns wohnt. Unabhängig von religiösen oder spirituellen Überzeugungen besitzen wir alle einen göttlichen Funken, der uns mit dem Ursprung von allem, was ist, verbindet. Laden Sie diese göttliche Präsenz ein, sich in Ihrem Bewusstsein zu manifestieren, damit Sie sich an Ihre göttliche Essenz erinnern und sich für die transformierende Kraft der bedingungslosen Liebe öffnen können.

Sich wieder mit der Quelle zu verbinden bedeutet auch, sich an die Einheit zu erinnern, die die gesamte Existenz durchdringt. Wenn wir zu unserer göttlichen Natur erwachen, erkennen wir, dass wir alle miteinander verbunden und Teil eines größeren Ganzen sind. Diese Erkenntnis ermöglicht es uns, die Illusionen der Trennung zu überwinden und in Harmonie mit allen Wesen zu leben. Meditieren Sie über die Verbundenheit aller Dinge und lassen Sie dieses Bewusstsein in Ihr tägliches Leben einfließen.

Um sich wieder mit der Quelle zu verbinden, ist es wichtig, eine spirituelle Praxis zu pflegen, die mit Ihnen in Resonanz steht. Dazu können Meditation, Gebet, Kontemplation, Rituale oder jede andere Form der Verbindung mit dem Göttlichen gehören. Nehmen Sie sich regelmäßig Zeit, um Ihre Seele zu nähren und sich für die Gegenwart der Quelle in Ihrem Leben zu öffnen. Indem du in diese Praxis eintauchst, wirst du deine Verbindung zur Quelle stärken und dich mehr und mehr an deine göttliche Essenz erinnern.

Wenn wir uns wieder mit der Quelle verbinden, ist es ganz natürlich, dass in unserem Leben ein Prozess der Heilung und Transformation stattfindet. Indem wir uns an unsere göttliche Essenz erinnern, werden wir eingeladen, einschränkende Muster, negative Glaubenssätze und emotionale Wunden loszulassen, die uns daran hindern, unsere Wahrheit voll zu leben. Erlauben Sie sich, in diesen Prozess der Heilung und Transformation einzutauchen, holen Sie sich bei Bedarf Unterstützung und vertrauen Sie auf den natürlichen Fluss des Lebens.

Die Wiederverbindung mit der Quelle erinnert uns auch an unseren höheren Lebenszweck. Wenn wir uns mit unserer göttlichen Essenz in Einklang bringen, werden wir angeleitet, ein sinnvolles Leben zu führen, das mit unserer einzigartigen Bestimmung übereinstimmt. Suchen Sie in sich selbst und hören Sie auf die sanfte Stimme Ihrer Seele, die Sie zu einem Leben voller Sinn, Dienst und authentischem Ausdruck Ihrer Wahrheit führen wird.

Die Wiederverbindung mit der Quelle ist kein einmaliges Ereignis, sondern ein kontinuierlicher Prozess der Vertiefung und des spirituellen Wachstums. Während wir auf unserer Reise vorankommen, ist es wichtig, unsere Verbindung mit der Quelle durch regelmäßige spirituelle Praktiken, Momente der Stille, die Verbindung mit der Natur und die Pflege von Beziehungen und Umgebungen, die uns in unserem spirituellen Erwachen unterstützen, zu nähren.

Wenn du dir erlaubst, in die Verbindung mit der Quelle einzutauchen und dich an deine göttliche Essenz zu erinnern, wird dein Leben neuen Sinn, Zweck und Freude gewinnen. Erlaube dieser tiefen Verbindung mit der Quelle, deinen Weg zu erleuchten und deine Entscheidungen zu leiten, indem du dich daran erinnerst, dass du ein göttliches Wesen bist, das eine menschliche Erfahrung macht. Öffnen Sie sich für die Liebe und Weisheit der Quelle und lassen Sie sich von ihr inspirieren, ein Leben zu führen, das voll, authentisch und auf Ihre wahre Natur ausgerichtet ist.

37
Arkturianisches Licht

Das arkturianische Licht ist eine hochschwingende Energie, die gechannelt und genutzt werden kann, um Heilung, Transformation und spirituelles Erwachen zu bewirken. Lasst uns einige Aspekte dieser Energie erforschen und wie wir sie in die Welt ausstrahlen können:

Das Arkturianische Licht ist ein reiner Ausdruck von bedingungsloser Liebe. Indem ihr dieses Licht in die Welt ausstrahlt, sendet ihr Wellen der Liebe und Heilung an alle Wesen und an die Erde selbst aus.

Wenn du das arkturianische Licht ausstrahlst, ist es wichtig, eine klare und fokussierte Absicht zu haben. Du kannst diese Energie auf bestimmte Bereiche richten, die der Heilung bedürfen, wie z.B. Konflikte in der Welt, Umweltprobleme oder sogar persönliche Situationen. Behalte deine Absicht klar im Kopf und im Herzen, während du das arkturianische Licht aussendest, denn du weißt, dass deine Energie auf das größere Wohl aller gerichtet ist.

Die arkturianischen Wesen sind bekannt für ihre Verbindung zum arkturianischen Licht und sind bereit, uns auf unserer spirituellen Reise zu unterstützen. Indem du das arkturianische Licht ausstrahlst, kannst du die Gegenwart und Führung dieser Wesen in deine Arbeit der Heilung und des Dienstes an der Welt einladen. Sei offen für ihre Botschaften, Einsichten und Unterstützung, wenn du mit der Energie des arkturianischen Lichts arbeitest.

Je vertrauter du mit der Energie des arkturianischen Lichts wirst, desto mehr kannst du deine Fähigkeit erweitern, sie in die Welt auszustrahlen. Dies kann durch regelmäßige Meditation und Selbstfürsorge geschehen, indem du dein eigenes inneres Licht nährst und es immer heller strahlen lässt. In dem Maße, wie sich dein Licht ausbreitet, wirst du zu einem Leuchtfeuer der Liebe und Heilung für andere, das die Menschen um dich herum inspiriert und erweckt.

Indem du das arkturianische Licht in die Welt ausstrahlst, spielst du eine bedeutende Rolle bei der planetarischen Transformation und der Anhebung des kollektiven Bewusstseins. Denkt daran, dass ihr Zugang zu dieser göttlichen Energie habt und sie nutzen könnt, um Heilung, Liebe und Licht dorthin zu bringen, wo es gebraucht wird. Möge deine Reise mit dem Arkturianischen Licht eine tiefgreifende und transformative Erfahrung sein, die es dir ermöglicht, ein Akteur des positiven Wandels in unserer Welt zu werden.

38
Der Aufstieg der Menschheit

Das Arkturianische Zeitalter und der Aufstieg der Menschheit im Bewusstsein. Das Neue Zeitalter stellt eine Periode großer Transformation und spirituellen Erwachens dar, und die Lehren und Energien der Arkturianer spielen bei diesem Übergang eine grundlegende Rolle. Lassen Sie uns in einige Aspekte dieser Reise des Aufstiegs eintauchen:

Das Neue Zeitalter der Arkturianer bringt eine grundlegende Veränderung der Art und Weise mit sich, wie wir die Welt sehen und erleben. Es lädt uns ein, die begrenzte, angstbasierte Denkweise zu überwinden und ein erweitertes Bewusstsein anzunehmen, das auf Liebe, Einheit und der Verbundenheit aller Dinge basiert. Der Bewusstseinsaufstieg der Menschheit beinhaltet eine radikale Veränderung unserer Glaubens- und Wertesysteme, da wir uns auf eine umfassendere und ganzheitlichere Sicht der Realität zubewegen.

Der Aufstieg des Bewusstseins ist ein Prozess der Erweiterung und Anhebung unseres individuellen und kollektiven Bewusstseins. Wenn wir uns für höhere

Wahrnehmungsebenen öffnen, werden wir uns höherer Dimensionen und subtiler Realitäten bewusst, die zuvor jenseits unseres Verständnisses lagen. Diese Erweiterung des Bewusstseins ermöglicht uns den Zugang zu Informationen, Weisheit und Wissen, die jenseits des physischen Bereichs liegen und uns ein tieferes Verständnis von uns selbst und dem Universum ermöglichen.

Die Lehren und Energien der Arkturianer spielen eine wichtige Rolle für den Aufstieg der Menschheit. Sie bieten uns Führung, Unterstützung und Werkzeuge, um uns mit unserer göttlichen Essenz zu verbinden, unsere Gaben und unser Potenzial zu wecken und die Veränderungen und Herausforderungen des Aufstiegs zu bewältigen. Diese Energien zu integrieren bedeutet, das Herz zu öffnen, die Schwingung zu erhöhen und die arkturianischen Prinzipien der Liebe, der Heilung, der Harmonie und des Dienstes am Allgemeinwohl zu verkörpern.

Wenn wir unser Bewusstsein erweitern, werden wir uns unserer Fähigkeit bewusst, die Realität mit zu erschaffen. Das Arkturianische Neue Zeitalter lädt uns ein, die Verantwortung für unsere Erfahrungen zu übernehmen und uns aktiv für den Wandel einzusetzen. Indem wir unsere Absichten, Gedanken und Handlungen mit Liebe und Wahrheit in Einklang bringen, können wir eine höhere Realität manifestieren, die auf Harmonie, Frieden und Fülle für alle beruht.

Der Bewusstseinsanstieg der Menschheit lädt uns auch dazu ein, die Einheit in der Vielfalt zu begrüßen. Indem wir die Vielfalt der Kulturen, Glaubensrichtungen und Perspektiven anerkennen und feiern, können wir als globale Menschheitsfamilie zusammenkommen. Indem wir Spaltungen und Trennungen überwinden, können wir eine Gesellschaft aufbauen, die auf Zusammenarbeit, Mitgefühl und gegenseitigem Respekt in Harmonie mit dem Ganzen beruht.

Wenn wir das Arkturianische Neue Zeitalter erforschen und annehmen, sind wir eingeladen, unsere wahre göttliche Natur anzunehmen, in Übereinstimmung mit den arkturianischen Prinzipien der Liebe, des Heilens und des Dienens zu leben und zum Bewusstseinsanstieg der Menschheit beizutragen. Möge dieses Kapitel Sie dazu inspirieren, sich mit Ihrer eigenen göttlichen Essenz zu verbinden und Ihren Teil dazu beizutragen, eine höhere, bewusstere Welt zu schaffen.

39
Kosmische Einheit

Während die Reise der Arkturianer und ihres Einflusses ihren Höhepunkt erreicht, sind wir eingeladen, die Natur des universellen Bewusstseins und unsere Verbindung zum Ganzen zu erforschen. Lassen Sie uns einige Aspekte dieses Erwachens erforschen:

Universelles Bewusstsein bezieht sich auf die Erkenntnis, dass wir Teil eines vernetzten Ganzen sind. Es ist die Erkenntnis, dass alles, was existiert, miteinander verbunden ist und dass jedes Wesen und jedes Element zum Gewebe der Existenz beiträgt. In dieser Phase unserer Reise sind wir aufgerufen, unser Bewusstsein über individuelle Grenzen hinaus zu erweitern und die zugrunde liegende Einheit zu erkennen, die die gesamte Schöpfung durchdringt.

Heute erwachen wir zu einem universellen Bewusstsein und erkennen, dass wir nicht vom Universum getrennt sind, sondern dass wir ein einzigartiger und voneinander abhängiger Ausdruck des Universums sind. Wir erkennen, dass jeder Gedanke, jede Handlung und jede Entscheidung, die wir treffen, nicht nur uns selbst, sondern auch das Ganze betrifft. Dieses Bewusstsein führt uns dazu, Verantwortung für unseren Einfluss auf die Welt zu übernehmen und mit Liebe, Mitgefühl und Respekt für alle Formen des Lebens zu handeln.

Wenn wir uns mit dem universellen Bewusstsein verbinden, beginnen wir, unser Leben mit der kosmischen Ordnung in Einklang zu bringen. Dazu gehört, dass wir in Harmonie mit universellen Prinzipien wie bedingungsloser Liebe, Weisheit, Wahrheit und Gerechtigkeit leben. Wenn wir uns auf diese höheren Energien einstimmen, werden wir zu Kanälen des Lichts und der Liebe, strahlen diese Qualitäten in die Welt aus und tragen zur Anhebung des kollektiven Bewusstseins bei.

Das Erwachen des universellen Bewusstseins eröffnet uns auch die Möglichkeit, uns wieder mit anderen Sternenzivilisationen zu verbinden. Wenn wir unsere Wahrnehmung über die irdischen Grenzen hinaus erweitern, können wir die Anwesenheit und den Einfluss anderer intelligenter Lebensformen im gesamten Kosmos wahrnehmen. Diese Verbindung erinnert uns an unsere kosmische Natur und ermutigt uns, friedliche und kooperative Beziehungen mit anderen Zivilisationen zu pflegen und Weisheit und Wissen zum gegenseitigen Nutzen zu teilen.

Wenn wir zum universellen Bewusstsein erwachen, beginnen wir, unsere multidimensionale

Natur zu erkennen und zu erforschen. Wir erkennen, dass wir auf verschiedenen Realitätsebenen existieren und dass sich unser Bewusstsein über die Grenzen von Zeit und Raum hinaus erstreckt. Diese Erkenntnis ermöglicht uns den Zugang und die Integration von Fähigkeiten und Gaben aus anderen Dimensionen, die es uns erlauben, ein expansiveres, kreativeres Leben zu führen, das im Einklang mit unserer göttlichen Essenz steht.

Am Ende dieser Reise erkennen wir, dass das Erwachen des universellen Bewusstseins eine Einladung ist, uns daran zu erinnern, wer wir wirklich sind. Wir sind kosmische Wesen, die mit dem gesamten Universum verbunden sind und die die Macht haben, unsere Realität zu erschaffen und zu gestalten. Wenn wir uns diese Wahrheit zu eigen machen, werden wir ermächtigt, mit Weisheit, Liebe und Mitgefühl zu leben und der Welt um uns herum Licht und Heilung zu bringen.

40
Praktischer Teil

Nachdem wir nun die Grundlagen und Anwendungen der arkturianischen Techniken in den verschiedenen Aspekten verstanden haben, kommen wir nun zum praktischen Teil, in dem die schrittweise Erklärung jeder Technik und die Übungen, die notwendig sind, um ein arkturianischer Kanal zu werden, erläutert werden. Es ist wichtig zu betonen, dass die Beschreibung einiger Techniken sich zu wiederholen scheint, aber das liegt daran, dass jede Technik von Anfang bis Ende auf didaktische Weise beschrieben wird; die Summe der Techniken ist das, was Sie befähigt, ein arkturianischer Heilkanal zu werden.

41
Channeln

Schritt 1: Vorbereitung

Suchen Sie sich einen ruhigen, bequemen Ort in Ihrer Wohnung, an dem Sie sich entspannen können, ohne unterbrochen zu werden. Stellen Sie sicher, dass Sie genügend Zeit haben, um sich dem Channeling zu widmen.

Reinigen Sie die Umgebung mit Techniken wie Räuchern, Aromatherapie oder sanfter Musik und schaffen Sie so einen Raum, der die Verbindung fördert.

Seien Sie offen und empfänglich und lassen Sie Erwartungen und Urteile los. Dies ist eine Zeit, um die Verbindung mit den Arkturianern mit einem offenen Geist und einem liebenden Herzen zu erforschen.

Schritt 2: Entspanne dich und konzentriere dich

Setzen oder legen Sie sich bequem hin. Schließen Sie die Augen und beginnen Sie, tief zu atmen, wobei Sie auf Ihre Atmung achten. Erlaube deinem Körper, sich zu entspannen und jegliche Anspannung oder Sorgen loszulassen.

Konzentrieren Sie sich auf einen Lichtpunkt in der Mitte Ihres Geistes und stellen Sie ihn sich hell und strahlend vor. Dies wird Ihr Konzentrationsanker während des Channeling-Prozesses sein.

Schritt 3: Anrufung der Arkturianer

Beginnen Sie damit, die Gegenwart der Arkturianer anzurufen. Sie können dies gedanklich oder laut tun, indem Sie Ihren Wunsch ausdrücken, sich mit ihnen zu verbinden und Führung, Wissen und Heilung zu erhalten.

Seien Sie offen dafür, die Gegenwart der Arkturianer in Ihrem Bewusstsein zu empfangen. Spüre ihre liebevolle und friedliche Energie um dich herum, die bereit ist, mit dir zu kommunizieren.

Schritt 4: Energetische Einstimmung

Visualisieren oder fühlen Sie ein helles weißes Licht, das auf Sie herabsteigt und Ihr ganzes Wesen einhüllt. Stellen Sie sich vor, dass dieses Licht Sie mit positiver, liebevoller Energie erfüllt.

Erlaube dieser Energie, sich über deinen physischen Körper hinaus auszudehnen und dich mit der Energie der Arkturianer zu verbinden. Fühle dich mit ihnen vereint und in Harmonie und stelle eine tiefe energetische Verbindung her.

Schritt 5: Kommunikation und Channeln

Konzentrieren Sie sich in einem Zustand tiefer Entspannung auf Ihren Konzentrationsanker, den Lichtpunkt in Ihrem Geist.

Stellen Sie den Arkturianern klare und spezifische Fragen. Sie können dies gedanklich oder laut tun. Seien Sie offen, Antworten zu erhalten, sei es durch Gedanken, Worte, Bilder oder Empfindungen.

Vertrauen Sie auf Ihre Intuition und lassen Sie die Botschaften fließen. Machen Sie sich keine Sorgen, wenn sie wie Ihre eigenen Gedanken klingen; mit etwas Übung werden Sie lernen, den Unterschied zu erkennen.

Schreiben Sie Ihre Erfahrungen, Einsichten und empfangenen Botschaften auf oder halten Sie sie fest. Das wird Ihnen helfen, sich später zu erinnern und zu reflektieren.

Schritt 6: Abschluss und Dankbarkeit

Wenn Sie das Gefühl haben, dass Sie Ihre Channeling-Sitzung abgeschlossen haben, danken Sie den Arkturianern für die Verbindung und die Führung, die Sie erhalten haben.

Bringen Sie langsam Ihr Bewusstsein zurück in Ihre Umgebung. Bewegen Sie sanft Ihren Körper, dehnen Sie sich und öffnen Sie die Augen, wenn Sie dazu bereit sind.

Halten Sie Ihre Erfahrungen, Einsichten und die erhaltene Führung fest. Denken Sie darüber nach, was Ihnen mitgeteilt wurde und wie Sie es auf Ihre persönliche Reise anwenden können.

42
Automatisches Schreiben

Schritt 1: Vorbereitung

Suchen Sie sich einen ruhigen, bequemen Ort, an dem Sie sich ohne Ablenkungen konzentrieren können. Stellen Sie sicher, dass Sie Papier oder ein Notizbuch und einen Stift zur Verfügung haben.

Reinigen Sie die Umgebung nach Ihren persönlichen Vorlieben und schaffen Sie einen Raum, der dem automatischen Schreiben förderlich ist.

Nehmen Sie sich genügend Zeit für diese Übung, ohne sich dabei gehetzt zu fühlen.

Schritt 2: Entspannen und konzentrieren Sie sich

Setzen Sie sich in eine bequeme Position, mit aufrechter Wirbelsäule und den Füßen fest auf dem Boden. Schließen Sie die Augen und atmen Sie tief ein, so dass sich Ihr Körper mit jedem Ausatmen entspannt.

Konzentrieren Sie sich darauf, Ihren Geist zu beruhigen und alle Gedanken und Sorgen loszulassen.

Seien Sie im gegenwärtigen Moment präsent und offen für den Empfang aller Botschaften, die auftauchen könnten.

Schritt 3: Intention und Verbindung

Legen Sie Ihre Absicht für die automatische Schreibsitzung fest. Drücken Sie Ihren Wunsch aus, sich mit einer höheren Quelle von Weisheit, Führung oder Wissen zu verbinden.

Wenn Sie es vorziehen, sprechen Sie eine kurze Anrufung oder ein Gebet, um die Anwesenheit von wohlwollenden und liebevollen Wesenheiten, wie Geistführern oder Lichtwesen, einzuladen.

Schritt 4: Beginnen Sie zu schreiben

Halten Sie den Stift oder das Schreibgerät über das Papier und lassen Sie Ihre Hand entspannt und locker. Beginnen Sie zu schreiben, ohne bewusst über den Inhalt oder die zu schreibenden Worte nachzudenken.

Lassen Sie das Geschriebene frei fließen, ohne zu urteilen oder zu zensieren. Kümmern Sie sich nicht um Rechtschreibung, Grammatik oder Satzbau. Die Absicht ist, den Botschaften zu erlauben, spontan zu fließen.

Schritt 5: Zustand der Beobachtung

Beobachten Sie während des Schreibens Ihren Geist und Ihr inneres Erleben. Seien Sie sich aller Empfindungen, Emotionen oder Bilder bewusst, die auftauchen können.

Bleiben Sie in der Haltung eines neutralen Beobachters, ohne sich mit den geschriebenen Worten zu sehr zu identifizieren. Denken Sie daran, dass Sie Informationen aus einer Quelle jenseits Ihres bewussten Selbst kanalisieren.

Schritt 6: Abschluss und Reflexion

Wenn Sie das Gefühl haben, dass die automatische Schreibsitzung zu Ende geht, verlangsamen Sie Ihr Schreiben, bis es ganz aufhört.

Lesen Sie das Geschriebene mit einem offenen und neugierigen Geist. Machen Sie sich Notizen oder markieren Sie die Teile, die Ihnen bedeutsam, tiefgründig oder relevant erscheinen.

Nehmen Sie sich einen Moment Zeit, um über die Botschaften nachzudenken, die Sie erhalten haben. Fragen Sie sich, was Sie gelernt haben oder wie sich diese Botschaften auf Ihr Leben oder Ihren spirituellen Weg anwenden lassen.

43
Meditation

Schritt 1: Vorbereitung

Suchen Sie sich einen ruhigen, friedlichen Ort, an dem Sie meditieren können, ohne unterbrochen zu werden. Dies kann ein Raum im Haus, ein Garten oder ein anderer Ort sein, der eine ruhige und entspannende Umgebung bietet.

Setzen Sie sich in eine bequeme Position, entweder auf einen Stuhl, wobei die Füße flach auf dem Boden liegen, oder auf den Boden, wobei die Beine gekreuzt sind. Halten Sie Ihre Wirbelsäule gerade, aber nicht steif, und entspannen Sie Ihre Schultern.

Schritt 2: Entspannung

Schließen Sie sanft die Augen und beginnen Sie tief zu atmen. Konzentrieren Sie sich auf Ihre Atmung und beobachten Sie, wie die Luft in Ihren Körper ein- und ausströmt. Lassen Sie Ihre Atmung natürlich werden, ohne sie zu erzwingen.

Schritt 3: Konzentration auf die Atmung

Richten Sie Ihre Aufmerksamkeit auf das Gefühl der Atmung in Ihrem Körper. Beobachten Sie die Bewegung der Luft, die durch Ihre Nasenlöcher ein- und ausströmt, oder das Ausdehnen und Zusammenziehen Ihres Bauches.

Wenn Ihre Gedanken abzuschweifen beginnen, lenken Sie Ihre Aufmerksamkeit sanft auf den Atem zurück, ohne zu urteilen oder zu frustrieren. Beobachten Sie einfach, lassen Sie die Gedanken vorbeiziehen und richten Sie Ihre Aufmerksamkeit wieder auf den Atem.

Schritt 4: Sinnesbeobachtung

Während Sie sich mit dem Atem vertraut machen, erweitern Sie Ihre Aufmerksamkeit auf die anderen Sinne. Beobachten Sie die körperlichen Empfindungen in Ihrem Körper, wie das Gefühl der Berührung in Ihren Händen oder die Geräusche um Sie herum.

Seien Sie im gegenwärtigen Moment präsent und beobachten Sie die Empfindungen, Geräusche und die Umgebung um Sie herum, ohne sich an sie zu klammern oder sie zu beurteilen.

Schritt 5: Achtsamkeit kultivieren

Mit fortschreitender Praxis können Sie die Achtsamkeit in verschiedenen Aspekten kultivieren, z.B. in Bezug auf gegenwärtige Emotionen oder aufkommende Gedanken.

Beobachten Sie Ihre Emotionen mit Neugier und Mitgefühl und erlauben Sie ihnen, sich zu manifestieren und aufzulösen. Beobachten Sie auch Ihre Gedanken, ohne an ihnen festzuhalten, und lassen Sie sie ohne zu urteilen vorüberziehen.

Schritt 6: Schließen

Wenn Sie bereit sind, die Meditation zu beenden, richten Sie Ihre Aufmerksamkeit wieder auf den Atem. Spüren Sie, dass Ihr Körper im Moment präsent ist, und öffnen Sie sanft Ihre Augen.

Nehmen Sie sich einen Moment Zeit, um Ihren Körper zu dehnen, zu strecken oder sanfte Bewegungen zu machen, um sich Ihrer körperlichen Umgebung bewusst zu werden.

Regelmäßiges Praktizieren von Meditation kann eine Reihe von Vorteilen für Geist, Körper und Seele mit sich bringen. Ein effektiver Ansatz ist es, mit kurzen Sitzungen von 5 bis 10 Minuten pro Tag zu beginnen und die Zeit dann allmählich zu erhöhen, wenn Sie sich wohl fühlen. Denken Sie daran, dass Meditation eine persönliche Reise ist und dass jede Erfahrung einzigartig sein kann. Das Wichtigste ist, konsequent und geduldig zu praktizieren und zuzulassen, dass Stille und Ruhe in Ihr tägliches Leben eindringen.

44
Visualisierung

Schritt 1: Vorbereitung

Suchen Sie sich einen ruhigen Ort, an dem Sie sich ohne Unterbrechung konzentrieren können. Setzen oder legen Sie sich bequem in eine entspannte Position.

Schließen Sie die Augen und atmen Sie ein paar Mal tief durch, um Ihren Körper zu entspannen und Ihren Geist zu beruhigen. Lassen Sie die Sorgen des Tages los und seien Sie im gegenwärtigen Moment präsent.

Schritt 2: Wählen Sie einen Fokus für die Visualisierung

Bestimmen Sie das Ziel oder die Absicht Ihrer Visualisierung. Das kann ein Ziel, ein Bild oder eine bestimmte Situation sein, die Sie in Ihrem Leben erschaffen oder manifestieren möchten.

Seien Sie klar und deutlich, was Sie visualisieren wollen. Je mehr Details Sie sich vorstellen können, desto lebendiger wird Ihre Erfahrung sein.

Schritt 3: Erstellen Sie ein mentales Szenario

Beginnen Sie, ein mentales Bild von dem zu schaffen, was Sie visualisieren möchten. Stellen Sie sich selbst in dieser Situation oder Umgebung so detailliert wie möglich vor.

Nutzen Sie alle Ihre Sinne, um die Visualisierung zu bereichern. Stellen Sie sich die Farben, Bewegungen, Geräusche, Gerüche und körperlichen Empfindungen vor, die mit Ihrer Szene verbunden sind.

Schritt 4: Machen Sie die Visualisierung lebendig

Gestalten Sie die Visualisierung in Ihrem Kopf so realistisch wie möglich. Lassen Sie sich ganz auf die Erfahrung ein, als ob Sie sie in der Gegenwart erleben würden.

Bringen Sie positive, intensive Gefühle in die Visualisierung ein. Fühlen Sie Freude, Dankbarkeit, Zuversicht oder ein anderes Gefühl, das mit dem, was Sie visualisieren, verbunden ist.

Schritt 5: Bleiben Sie konzentriert und beharrlich

Konzentrieren Sie sich auf die Visualisierung, ohne zuzulassen, dass Gedanken oder Ablenkungen Ihre Erfahrung beeinträchtigen.

Wenn Ihre Gedanken abschweifen, lenken Sie Ihre Aufmerksamkeit sanft auf die Visualisierung zurück. Wenn nötig, atmen Sie tief ein und konzentrieren Sie sich wieder auf das Ziel der Übung.

Schritt 6: Abschluss und Dankbarkeit

Wenn Sie das Gefühl haben, dass die Visualisierung abgeschlossen ist, danken Sie für die Erfahrung und den Fortschritt, den Sie auf dem Weg zu Ihrem Ziel machen.

Öffnen Sie langsam Ihre Augen und kehren Sie in Ihre Umgebung zurück. Nehmen Sie sich einen Moment Zeit, um über die Erfahrung nachzudenken, und notieren Sie, wenn Sie möchten, alle Erkenntnisse oder Beobachtungen in einem Tagebuch.

Die regelmäßige Anwendung von Visualisierungstechniken kann dazu beitragen, Ihre kreative Vorstellungskraft zu stärken und Ihren Geist auf das Erreichen Ihrer Ziele zu programmieren. Denken Sie daran, dass die Visualisierung ein mächtiges Werkzeug ist, aber es ist auch wichtig, sie durch praktische Handlungen in Ihrem täglichen Leben zu ergänzen. Mit Konsequenz und Beharrlichkeit kann die Visualisierung ein mächtiger Verbündeter auf Ihrem Weg zur Manifestation und zum persönlichen Wachstum werden.

45
Sprechen in Trance

Schritt 1: Vorbereitung

Suchen Sie sich einen ruhigen, ablenkungsfreien Ort, an dem Sie sich voll auf die Übung konzentrieren können.

Setzen oder legen Sie sich in eine bequeme Position, die es Ihnen erlaubt, sich zu entspannen und gleichzeitig Ihre Aufmerksamkeit aufrechtzuerhalten.

Schritt 2: Einleiten der Trance

Schließen Sie die Augen und beginnen Sie, Ihren Körper durch tiefe, langsame Atemzüge zu entspannen. Erlauben Sie Ihrem Geist, sich zu beruhigen und in diesem Moment präsent zu sein.

Stellen Sie sich eine Treppe, einen ruhigen Strand oder ein anderes Element vor, das Ihnen hilft, sich zu entspannen und in einen Trancezustand zu gelangen.

Schritt 3: Herstellen der Trance

Konzentrieren Sie sich auf eine Idee, ein Konzept oder ein Thema, das Sie während der Trance erforschen möchten. Das kann eine Frage sein, die Sie beantworten möchten, oder eine Erfahrung, die Sie machen möchten.

Wiederholen Sie gedanklich oder im Stillen positive Affirmationen, die Ihre Verbindung zur Trance und zu Ihrem Ziel verstärken.

Schritt 4: Öffnen Sie sich für das Channeln

Erlauben Sie Ihrem Geist, empfänglich zu sein für Einsichten, Worte oder Gefühle, die während der Trance auftauchen.

Lassen Sie alle vorgefassten Erwartungen los und seien Sie offen für den Empfang von Informationen aus einer höheren Quelle der Weisheit, sei es Ihr höheres Selbst, Ihre Geistführer oder das Unterbewusste.

Schritt 5: Verbale Äußerung

Wenn Sie das Gefühl haben, in Trance zu sein, beginnen Sie leise zu sprechen oder flüstern Sie die Worte oder Sätze, die Ihnen in den Sinn kommen.

Kümmern Sie sich jetzt nicht um die Kohärenz oder Logik der Worte. Lassen Sie sie ganz natürlich fließen und erlauben Sie Ihrer Intuition und Ihren Einsichten, Ihren verbalen Ausdruck zu leiten.

Schritt 6: Beobachten und Notizen machen

Beobachten Sie die Worte, Sätze oder Botschaften, die während der Trance auftauchen. Wenn möglich, nehmen Sie Ihre Worte auf, um sie später zu überprüfen.

Nehmen Sie sich am Ende der Trance-Sitzung etwas Zeit, um über das Mitgeteilte nachzudenken. Schreiben Sie alle Erkenntnisse oder Beobachtungen in einem Tagebuch auf, um sie später zu überprüfen.

Denken Sie daran, dass die Praxis der Trance und des Sprechens in Trance Vertrauen, Offenheit und Geduld erfordert. Jede Erfahrung kann einzigartig sein, also erlauben Sie sich, die Techniken zu erforschen und anzupassen, je nachdem, was für Sie am besten funktioniert. Mit der Zeit und regelmäßiger Übung können Sie Ihre Fähigkeit verbessern, während der Trance auf eine tiefe und bedeutungsvolle Weise zu kommunizieren.

46
Telepathische Kommunikation

Schritt 1: Vorbereitung

Suchen Sie sich eine ruhige Umgebung, in der Sie sich ohne Unterbrechungen konzentrieren können. Setzen oder legen Sie sich in eine bequeme Position und halten Sie Ihre Wirbelsäule aufrecht.

Schließen Sie die Augen und beginnen Sie, Ihren Körper und Geist durch tiefe, langsame Atemzüge zu entspannen. Lassen Sie Gedanken und Sorgen los und konzentrieren Sie sich auf den gegenwärtigen Moment.

Schritt 2: Energetische Einstimmung

Stellen Sie sich vor, dass ein strahlendes Licht Ihr ganzes Wesen erfüllt, Ihre Energie reinigt und eine innere Verbindung mit Ihrem höheren Selbst herstellt.

Stellen Sie sich vor, dass Ihre Energiekanäle offen und harmonisiert sind und Sie bereit sind, telepathische Informationen zu empfangen und weiterzuleiten.

Schritt 3: Konzentrieren Sie sich auf die Intention

Setzen Sie sich eine klare Absicht für die telepathische Kommunikation. Das kann die Kontaktaufnahme mit einem Geistführer, einem geliebten Menschen oder einem anderen Wesen sein, mit dem Sie telepathisch kommunizieren möchten.

Halten Sie diese Absicht in Ihrem Geist fest, indem Sie Ihre Offenheit für die Kommunikation bekräftigen und einen Raum der Liebe und des Respekts schaffen.

Schritt 4: Mentalisierung und Visualisierung

Stellen Sie sich die Person oder das Wesen, mit der/dem Sie kommunizieren möchten, vor und visualisieren Sie sie/ihn klar in Ihrem Geist.

Visualisieren Sie eine energetische Schnur, die Sie beide miteinander verbindet und die die telepathische Verbindung darstellt, die Sie herstellen wollen.

Schritt 5: Senden und Empfangen von Botschaften

Mentalisieren Sie die Worte, Gedanken oder Bilder, die Sie telepathisch übermitteln wollen. Senden Sie diese Botschaften mit Klarheit und Absicht und stellen Sie sich vor, wie sie entlang der energetischen Schnur fließen.

Seien Sie empfänglich für die Antworten und Informationen, die auf Sie zukommen werden. Öffnen Sie sich dafür, telepathische Botschaften intuitiv zu empfangen, ohne zu urteilen oder vorgefasste Erwartungen zu haben.

Schritt 6: Achten Sie auf Signale

Achten Sie auf jede Form von telepathischer Kommunikation, die Sie empfangen, sei es durch Gedanken, Bilder, Gefühle oder körperliche Empfindungen.

Achten Sie auch auf alle Einsichten und Intuitionen, die in Ihrem Bewusstsein auftauchen können. Halten Sie alle relevanten Erfahrungen und Beobachtungen in einem Tagebuch fest.

Denken Sie daran, dass telepathische Kommunikation eine subtile Fähigkeit ist, die Übung und Geduld erfordert, um sich vollständig zu entwickeln. Jede Person kann unterschiedliche Erfahrungen und Ergebnisse machen. Bewahren Sie sich eine Haltung der Offenheit, des Vertrauens und der Neugierde, wenn Sie diese Techniken erforschen. Durch regelmäßiges Üben und Verbinden mit Ihrer Intuition können Sie Ihre Fähigkeit, telepathisch zu kommunizieren, verfeinern und tiefe Verbindungen jenseits körperlicher Grenzen herstellen.

47
Verbinden mit dem inneren Selbst

Schritt 1: Vorbereitung

Suchen Sie sich einen ruhigen, bequemen Ort, an dem Sie sich ohne Unterbrechung konzentrieren können. Setzen Sie sich in eine entspannte Position, mit aufrechter Wirbelsäule und geschlossenen Augen.

Beginnen Sie, Ihren Körper und Geist durch tiefe, langsame Atemzüge zu entspannen. Erlauben Sie sich, alle Spannungen und Sorgen loszulassen.

Schritt 2: Innere Einstimmung

Richten Sie Ihre Aufmerksamkeit auf den gegenwärtigen Moment und nach innen. Konzentrieren Sie sich auf Ihre Atmung und beobachten Sie, wie die Luft in Ihren Körper ein- und ausströmt.

Visualisieren Sie ein helles Licht in der Mitte Ihres Wesens, das die Essenz Ihres inneren Selbst darstellt. Spüren Sie, wie sich dieses Licht ausdehnt und Ihr ganzes Wesen erfüllt.

Schritt 3: Beruhigung des Geistes

Während Sie sich auf Ihre Atmung und das Licht in Ihrem Inneren konzentrieren, lassen Sie die Gedanken und Sorgen des Alltags verschwinden. Beruhigen Sie Ihren Geist und erlauben Sie ihm, ruhig und gelassen zu werden.

Schritt 4: Innerer Dialog

Wenden Sie sich gedanklich oder im Stillen an Ihr inneres Selbst und stellen Sie eine bewusste Verbindung her. Benutzen Sie den Namen oder einen anderen Begriff, der mit Ihnen in Resonanz steht, um sich auf diesen Teil von Ihnen zu beziehen.

Stellen Sie Ihrem inneren Selbst Fragen, teilen Sie Bedenken mit oder bitten Sie um Führung und Klarheit. Seien Sie offen und empfänglich für die Antworten, die auftauchen können.

Schritt 5: Zuhören und Intuition

Bringen Sie Ihren bewussten Verstand zum Schweigen und seien Sie empfänglich für die Antworten, die von Ihrem inneren Selbst kommen. Diese können sich als Gedanken, Einsichten, Bilder, Empfindungen oder Gefühle manifestieren.

Vertrauen Sie auf Ihre Intuition und die angeborene Weisheit Ihres inneren Selbst. Seien Sie bereit, Botschaften und Führungen zu empfangen, die mit Ihrem Wohlbefinden und Ihrem persönlichen Wachstum in Einklang stehen.

Schritt 6: Dankbarkeit und Abschließen

Drücken Sie am Ende der Kommunikation mit Ihrem inneren Selbst Ihre Dankbarkeit für diese wertvolle Verbindung aus. Danken Sie Ihrem inneren Selbst für die Führung und die Weisheit, die es Ihnen mitgeteilt hat.

Lenken Sie Ihre Aufmerksamkeit langsam wieder auf Ihre Umgebung. Öffnen Sie sanft Ihre Augen und nehmen Sie sich einen Moment Zeit, um über die Erfahrung nachzudenken.

Die regelmäßige Verbindung mit dem inneren Selbst kann Ihnen helfen, eine tiefere Beziehung zu sich selbst zu entwickeln, in Momenten des Zweifels Klarheit zu gewinnen und Zugang zu Ihrer inneren Weisheit zu finden. Denken Sie daran, dass die Verbindung mit dem inneren Selbst für jeden Menschen ein individueller und einzigartiger Prozess ist. Seien Sie offen und geduldig, wenn Sie diese Praxis erforschen, damit sich die Verbindung mit der Zeit und durch regelmäßiges Üben vertiefen kann.

48
Verbinden mit dem höheren Selbst

Schritt 1: Vorbereitung

Suchen Sie sich einen ruhigen Ort, an dem Sie sich ohne Unterbrechung konzentrieren können. Setzen oder legen Sie sich in eine bequeme Position und halten Sie Ihre Wirbelsäule aufrecht.

Atmen Sie ein paar Mal tief durch, damit sich Ihr Körper entspannt und Ihr Geist zur Ruhe kommt. Lassen Sie die Sorgen des Tages los und seien Sie im gegenwärtigen Moment präsent.

Schritt 2: Intention und Offenheit

Setzen Sie sich die Absicht, sich mit Ihrem höheren Selbst zu verbinden, auch bekannt als Ihr höheres, weiseres Bewusstsein.

Öffnen Sie sich dafür, Führung, Klarheit und Einsichten von einer höheren Quelle der Weisheit zu erhalten.

Schritt 3: Energetische Einstimmung

Visualisieren Sie ein helles Licht in der Mitte Ihres Wesens, das Ihr höheres Selbst repräsentiert. Spüren Sie, wie sich dieses Licht ausdehnt und Ihr ganzes Wesen erfüllt.

Erlauben Sie sich, sich mit dieser hohen Energie zu verbinden und ihre liebevolle und mitfühlende Präsenz zu spüren.

Schritt 4: Zwiesprache mit dem Höheren Selbst

Wenden Sie sich gedanklich oder im Stillen an Ihr höheres Selbst und stellen Sie eine bewusste Verbindung her. Benutzen Sie den Namen oder einen anderen Begriff, der mit Ihnen in Resonanz steht, um sich auf diesen weisen Teil von Ihnen zu beziehen.

Stellen Sie Fragen, teilen Sie Bedenken mit oder bitten Sie Ihr höheres Selbst um Führung und Klarheit. Seien Sie offen und empfänglich für die Antworten, die sich ergeben können.

Schritt 5: Inneres Zuhören

Bringen Sie Ihren bewussten Verstand zum Schweigen und seien Sie empfänglich für die Antworten, die von Ihrem höheren Selbst kommen. Diese können sich als Gedanken, Einsichten, Bilder, Empfindungen oder Gefühle manifestieren.

Vertrauen Sie auf die Weisheit und Führung Ihres höheren Selbst. Seien Sie bereit, Botschaften und Führungen zu empfangen, die mit Ihrem Wohlbefinden und Ihrem spirituellen Wachstum in Einklang stehen.

Schritt 6: Dankbarkeit und Abschließen

Drücken Sie am Ende der Kommunikation mit Ihrem höheren Selbst Ihre Dankbarkeit für diese wertvolle Verbindung aus. Danken Sie Ihrem höheren Selbst für die geteilte Führung und Weisheit.

Richten Sie Ihre Aufmerksamkeit langsam wieder auf Ihre Umgebung. Öffnen Sie sanft Ihre Augen und nehmen Sie sich einen Moment Zeit, um über diese Erfahrung nachzudenken.

Denken Sie daran, dass die Verbindung mit dem höheren Selbst eine persönliche und individuelle Praxis ist. Jeder Mensch kann eine einzigartige Erfahrung machen, wenn er sich mit diesem höheren Teil von sich selbst verbindet. Haben Sie Geduld, Vertrauen und Offenheit, während Sie diese Technik erforschen. Mit regelmäßiger Übung können Sie Ihre Verbindung mit dem höheren Selbst vertiefen und Zugang zu einer Quelle innerer Weisheit und Führung erhalten.

49
Stille

Schritt 1: Vorbereitung

Wählen Sie einen ruhigen, ablenkungsfreien Ort, an dem Sie bequem sitzen können. Schalten Sie alle elektronischen Geräte aus, die Sie bei Ihrer Praxis stören könnten.

Setzen Sie sich in eine bequeme Position, wobei Ihre Wirbelsäule aufrecht, aber entspannt ist. Schließen Sie sanft die Augen oder richten Sie den Blick sanft auf einen festen Punkt vor Ihnen.

Schritt 2: Achtsamkeit auf den Atem

Richten Sie Ihre Aufmerksamkeit auf Ihre Atmung. Beobachten Sie den Luftstrom, der in Ihren Körper ein- und ausströmt. Spüren Sie das Ausdehnen und Zusammenziehen Ihres Bauches oder die Luft, die durch Ihre Nasenlöcher strömt.

Versuchen Sie nicht, Ihre Atmung zu kontrollieren, sondern beobachten Sie sie ganz natürlich und lassen Sie zu, dass sie der Mittelpunkt Ihrer Aufmerksamkeit wird.

Schritt 3: Gedankenbeobachtung

Während Sie sich auf Ihre Atmung konzentrieren, beobachten Sie die Gedanken, die in Ihrem Kopf auftauchen. Lassen Sie sich nicht auf diese Gedanken ein und beurteilen Sie sie nicht. Beobachten Sie einfach, wie sie vorbeiziehen, wie die Wolken am Himmel.

Wenn Sie sich von einem Gedanken mitreißen lassen, lenken Sie Ihre Aufmerksamkeit sanft auf den Atem und erlauben Sie dem Gedanken, sich aufzulösen.

Schritt 4: Innere Stille kultivieren

Wenn Sie Ihren Atem und Ihre Gedanken weiter beobachten, werden Sie vielleicht Momente der Stille und inneren Ruhe bemerken. Erlauben Sie sich, in diesen Momenten der Stille zu verweilen, ohne sich an sie zu klammern oder zu versuchen, sie zu verlängern.

Lassen Sie die Stille Ihr ganzes Wesen durchdringen und erlauben Sie, dass sich ein Gefühl der Ruhe und Gelassenheit in Ihnen ausbreitet.

Schritt 5: Akzeptanz und Nichtbeurteilung

Üben Sie sich in Akzeptanz und Urteilslosigkeit gegenüber den Gedanken, Emotionen oder Empfindungen, die während der Praxis auftauchen.

Lassen Sie alles so sein, wie es ist, ohne Widerstand oder Kampf.

Erinnern Sie sich daran, dass Stille nicht die völlige Abwesenheit von Gedanken bedeutet, sondern vielmehr eine Verbindung mit einem Zustand des inneren Friedens, selbst inmitten geistiger Aktivität.

Schritt 6: Abschlusszeit

Nehmen Sie sich am Ende der Übung einen Moment Zeit, um sich dafür zu bedanken, dass Sie sich der Kultivierung der Stille gewidmet haben. Richten Sie Ihre Aufmerksamkeit allmählich wieder auf Ihre Umgebung.

Öffnen Sie sanft Ihre Augen und erlauben Sie sich, die Auswirkungen der Übung in Ihren Tag zu integrieren.

Die regelmäßige Praxis der Stille kann helfen, den Geist zu beruhigen, Stress abzubauen und einen Zustand der Präsenz und Gelassenheit zu kultivieren. Denken Sie daran, dass Stille ein fortlaufender Prozess ist und dass jede Sitzung anders verlaufen kann. Mit der Zeit können Sie eine größere Fähigkeit entwickeln, sich mit dem inneren Frieden zu verbinden und dieses Gefühl der Ruhe in alle Bereiche Ihres Lebens zu bringen.

50
Selbstverbundenheit

Schritt 1: Vorbereitung

Suchen Sie sich einen ruhigen Ort, an dem Sie sich ohne Unterbrechung konzentrieren können. Setzen oder legen Sie sich in eine bequeme Position und halten Sie Ihre Wirbelsäule aufrecht.

Schließen Sie die Augen und beginnen Sie, Ihren Körper und Geist durch tiefe, langsame Atemzüge zu entspannen. Lassen Sie Gedanken und Sorgen los und konzentrieren Sie sich auf den gegenwärtigen Moment.

Schritt 2: Körperwahrnehmung

Richten Sie Ihre Aufmerksamkeit auf Ihren Körper. Beginnen Sie, jeden Teil Ihres Körpers von Kopf bis Fuß mental abzutasten und beobachten Sie die körperlichen Empfindungen.

Seien Sie mit den Empfindungen präsent, ohne zu urteilen oder den Wunsch zu haben, etwas zu verändern. Beobachten Sie einfach und erlauben Sie sich, sich mit Ihrem Körper zu verbinden.

Schritt 3: Emotionale Erkundung

Richten Sie Ihre Aufmerksamkeit auf die Gefühle, die in Ihnen vorhanden sind. Identifizieren Sie alle Emotionen, die in diesem Moment auftauchen, und beobachten Sie sie, ohne zu urteilen.

Erlauben Sie sich, diese Emotionen ganz zu fühlen, und erkennen Sie sie als Teil Ihrer menschlichen Erfahrung an. Atmen Sie tief durch und lassen Sie die Emotionen fließen.

Schritt 4: Innerer Dialog

Beginnen Sie einen inneren Dialog mit sich selbst. Stellen Sie sich Fragen wie: „Wie fühle ich mich? Was brauche ich im Moment? Was ist meine innere Wahrheit?"

Hören Sie aufmerksam auf die Antworten, die sich daraus ergeben. Seien Sie offen für Einsichten und Intuitionen, die aus Ihrem Inneren auftauchen können.

Schritt 5: Üben Sie sich in Selbstmitgefühl

Kultivieren Sie Selbstmitgefühl, indem Sie sich mit Liebe und Freundlichkeit nähren. Erkennen Sie Ihre Kämpfe, Herausforderungen und Unvollkommenheiten an und behandeln Sie sich selbst mit Freundlichkeit und Mitgefühl.

Schicken Sie sich positive Gedanken und liebevolle Affirmationen. Erlauben Sie sich, alle Teile von sich selbst willkommen zu heißen und Ihre Menschlichkeit anzunehmen.

Schritt 6: Anerkennen und Abschließen

Nehmen Sie sich am Ende der Selbstverbindungsübung einen Moment Zeit, um Dankbarkeit für sich selbst und für die Möglichkeit, sich mit sich selbst zu verbinden, auszudrücken.

Richten Sie Ihre Aufmerksamkeit langsam wieder auf Ihre Umgebung. Öffnen Sie sanft Ihre Augen und nehmen Sie sich einen Moment Zeit, um über die Erfahrung nachzudenken.

Regelmäßiges Üben der Selbstverbundenheit kann dazu beitragen, Ihre Beziehung zu sich selbst zu stärken, Authentizität und Selbstmitgefühl zu kultivieren und eine größere Selbsterkenntnis zu fördern. Denken Sie daran, dass die Selbstverbundenheit ein individueller und einzigartiger Prozess für jede Person ist. Seien Sie offen und geduldig, wenn Sie diese Techniken erforschen, und lassen Sie zu, dass sich die Verbindung mit sich selbst mit der Zeit und bei regelmäßiger Übung vertieft.

51
Energieheilung

Schritt 1: Vorbereitung

Suchen Sie sich einen ruhigen Ort, an dem Sie sich ohne Unterbrechung konzentrieren können. Setzen oder legen Sie sich in eine bequeme Position und halten Sie Ihre Wirbelsäule aufrecht.

Schließen Sie die Augen und beginnen Sie, Ihren Körper und Geist durch tiefe, langsame Atemzüge zu entspannen. Lassen Sie Gedanken und Sorgen los und konzentrieren Sie sich auf den gegenwärtigen Moment.

Schritt 2: Energetisches Gewahrsein

Richten Sie Ihre Aufmerksamkeit auf Ihre innere Energie. Spüren Sie die Aura um Ihren Körper und nehmen Sie wahr, wie die Energie in Ihnen fließt.

Nehmen Sie alle Empfindungen, Schwingungen oder Energieblockaden wahr, die vorhanden sein könnten. Seien Sie neugierig und offen für die energetische Erfahrung.

Schritt 3: Intention und Fokus

Setzen Sie sich eine klare Absicht für die Energieheilung. Sie kann sich auf einen bestimmten Bereich des Körpers, auf Emotionen oder auf das allgemeine Wohlbefinden richten.

Richten Sie Ihre Aufmerksamkeit auf diese Heilungsabsicht und erlauben Sie ihr, sich in Ihrem Bewusstsein zu manifestieren und sich in Ihrem ganzen Wesen auszudehnen.

Schritt 4: Energetisches Lenken

Mit Ihren Händen können Sie beginnen, die Energie auf den Bereich zu lenken, den Sie heilen möchten. Spüren Sie, wie die Energie aus Ihren Händen fließt und auf die gewünschte Stelle gelenkt wird.

Machen Sie langsame, sanfte Bewegungen und behalten Sie eine klare Heilungsabsicht bei, während Sie die Energie lenken. Sie können sich sogar vorstellen, wie die Energie die Stelle umhüllt und ausfüllt.

Schritt 5: Reinigen und ausgleichen

Während Sie die Energie lenken, stellen Sie sich vor, dass sie alle Blockaden löst, stagnierende oder negative Energie entfernt und den Bereich ins Gleichgewicht bringt.

Spüren Sie, wie die Energie die Harmonie und den gesunden Fluss wiederherstellt und so Heilung und Wohlbefinden auf allen Ebenen fördert.

Schritt 6: Dankbarkeit und Abschluss

Nehmen Sie sich am Ende der Energieheilungsübung einen Moment Zeit, um Dankbarkeit für die Möglichkeit, sich mit der Heilenergie zu verbinden, und für den Heilungsprozess, der stattgefunden hat, auszudrücken.

Richten Sie Ihre Aufmerksamkeit langsam wieder auf Ihre Umgebung. Öffnen Sie sanft Ihre Augen und nehmen Sie sich einen Moment Zeit, um über die Erfahrung nachzudenken.

Die regelmäßige Anwendung von Energieheilung kann dazu beitragen, die Lebensenergie des Körpers auszugleichen, zu harmonisieren und zu stärken. Denken Sie daran, dass Energieheilung ein persönlicher und einzigartiger Prozess für jeden Einzelnen ist. Seien Sie offen und haben Sie Vertrauen in Ihre Fähigkeit, mit Energie zu arbeiten, um Heilung zu fördern. Mit Zeit, Übung und Absicht können Sie eine tiefere Verbindung zur Heilenergie entwickeln und diese Technik nutzen, um das Wohlbefinden in Ihrem Leben zu fördern.

52
Kosmisches Heilen

Schritt 1: Vorbereitung

Suchen Sie sich einen ruhigen Ort, an dem Sie sich ohne Unterbrechung konzentrieren können. Setzen oder legen Sie sich in eine bequeme Position und halten Sie Ihre Wirbelsäule aufrecht.

Schließen Sie die Augen und beginnen Sie, Ihren Körper und Geist durch tiefe, langsame Atemzüge zu entspannen. Lassen Sie Gedanken und Sorgen los und konzentrieren Sie sich auf den gegenwärtigen Moment.

Schritt 2: Verbindung mit dem Kosmos

Stellen Sie sich vor, dass Sie von einer Sphäre kosmischen Lichts umhüllt sind. Spüren Sie, wie dieses Licht durch Sie und um Sie herum fließt und Sie mit der Weite des Universums verbindet.

Fühlen Sie sich als integraler Bestandteil des Kosmos, verbunden mit allen universellen Energien und Kräften.

Schritt 3: Intention und Fokus

Setzen Sie sich eine klare Absicht für kosmische Heilung. Sie kann sich an Sie selbst, an andere Menschen oder an den Planeten als Ganzes richten.

Richten Sie Ihre Aufmerksamkeit auf diese Heilungsabsicht und erlauben Sie ihr, sich in Ihrem Bewusstsein zu manifestieren und sich auszudehnen, um die kosmische Dimension zu umarmen.

Schritt 4: Kosmische Energie kanalisieren

Visualisieren Sie die kosmische Energie, die zu Ihnen und durch Sie fließt. Fühlen Sie sie als ein helles, liebevolles Licht, das Heilung, Harmonie und Gleichgewicht bringt.

Erlauben Sie dieser kosmischen Energie, dorthin zu fließen, wo sie gebraucht wird, sei es in Ihrem Körper, in anderen Wesen oder in der Erde als Ganzes.

Schritt 5: Heilende Übertragung

Während du dich mit der kosmischen Energie verbindest, richte sie auf den Bereich oder die Situation, die du heilen möchtest. Stellen Sie sich vor, dass die kosmische Energie diesen Raum umhüllt und ausfüllt und Heilung und Transformation bringt.

Fühlen Sie sich als Kanal, der es der Energie erlaubt, durch Sie zu fließen und mit Liebe und heilender Absicht übertragen zu werden.

Schritt 6: Dankbarkeit und Abschluss

Nehmen Sie sich am Ende der kosmischen Heilungspraxis einen Moment Zeit, um Dankbarkeit für die Gelegenheit auszudrücken, sich mit der kosmischen Heilenergie zu verbinden und für die Transformation, die stattgefunden hat.

Richten Sie Ihre Aufmerksamkeit langsam wieder auf Ihre Umgebung. Öffnen Sie sanft Ihre Augen und nehmen Sie sich einen Moment Zeit, um über diese Erfahrung nachzudenken.

Die regelmäßige Praxis des kosmischen Heilens kann Ihnen helfen, Ihr Bewusstsein zu erweitern, sich mit den universellen Energien zu verbinden und Heilung und Transformation für sich selbst, andere und den Planeten zu bewirken. Denken Sie daran, dass kosmisches Heilen ein Prozess der Ko-Kreation mit universellen Energien ist und dass jede Erfahrung einzigartig sein kann. Seien Sie offen, empfänglich und zuversichtlich in Ihrer Fähigkeit, mit kosmischer Energie zu arbeiten, um Heilung und Wohlbefinden zu fördern.

53
Astralreisen und interdimensionale Begegnungen

Schritt 1: Vorbereitung

Suchen Sie sich einen ruhigen, sicheren Ort, an dem Sie ungestört üben können. Wählen Sie eine Tageszeit, zu der Sie entspannt und wach sind.

Schaffen Sie eine günstige Atmosphäre für die Übung, sei es durch sanfte Musik, Aromatherapie oder jedes andere Element, das Ihnen hilft, sich zu entspannen und einen veränderten Bewusstseinszustand herbeizuführen.

Schritt 2: Tiefenentspannung

Setzen oder legen Sie sich in eine bequeme Position. Beginnen Sie, Ihren Körper bewusst zu entspannen, indem Sie bei den Füßen beginnen und sich langsam zum Kopf hinaufbewegen.

Lassen Sie Muskelverspannungen los, atmen Sie tief ein und lassen Sie die Luft langsam ausströmen.

Erlauben Sie sich, in einen tiefen Zustand der körperlichen und geistigen Entspannung einzutreten.

Schritt 3: Konzentrieren Sie sich auf Ihre Intention

Setzen Sie sich eine klare Absicht für Ihre Astralreise oder interdimensionale Begegnung. Visualisieren Sie den Ort oder die Dimension, die Sie erforschen wollen, oder das Wesen, mit dem Sie in Kontakt kommen wollen.

Halten Sie diese Absicht in Ihrem Geist und Ihrem Herzen fest und erlauben Sie ihr, sich zu verstärken, während Sie sich auf die Erfahrung vorbereiten.

Schritt 4: Induktionstechniken

Es gibt verschiedene Techniken, die Ihnen bei der Induktion von Astralreisen helfen können, wie z.B. die Schwerkörpertechnik, die Klettertechnik, die Entfaltungstechnik und andere.

Probieren Sie verschiedene Techniken aus und finden Sie diejenige, die für Sie am besten funktioniert. Einige beinhalten aktive Vorstellungskraft, Visualisierung oder das Wiederholen von Affirmationen.

Schritt 5: Kontrolle der Erfahrung

Während der Astralreise oder der interdimensionalen Begegnung ist es wichtig, dass Sie ruhig bleiben und die Kontrolle behalten. Denken Sie daran, dass Sie sich in einem veränderten Bewusstseinszustand befinden und dass dies anfangs eine Herausforderung sein kann.

Konzentrieren Sie sich auf Ihre Absicht und lassen Sie sich nicht durch andere Gedanken oder Reize ablenken. Seien Sie offen und empfänglich für die Erfahrungen, die auftauchen, aber bewahren Sie auch ein gewisses Maß an Unterscheidungsvermögen.

Schritt 6: Rückkehr und Integration

Denken Sie am Ende der Erfahrung daran, sich für die erhaltenen Informationen oder die gemachten Erfahrungen zu bedanken. Danken Sie dem Universum, den Führern oder Wesen, mit denen Sie interagiert haben.

Bringen Sie Ihr Bewusstsein allmählich zurück in Ihren physischen Körper. Erlauben Sie sich, die während der Astralreise oder der interdimensionalen Begegnung gemachten Erfahrungen und Erkenntnisse zu integrieren.

Es ist wichtig, daran zu denken, dass das Praktizieren dieser Techniken Zeit und Hingabe erfordert. Die Erfahrungen werden nicht immer unmittelbar oder linear sein. Haben Sie Geduld mit sich selbst und seien Sie offen für die Möglichkeiten. Holen Sie sich bei Bedarf Rat bei erfahrenen Menschen oder Gemeinschaften mit ähnlichen Interessen.

54
Erweiterung des Bewusstseins

Schritt 1: Vorbereitung

Suchen Sie sich einen ruhigen Ort, an dem Sie sich ohne Unterbrechungen konzentrieren können. Setzen oder legen Sie sich in eine bequeme Position und halten Sie Ihre Wirbelsäule aufrecht.

Schließen Sie die Augen und beginnen Sie, Ihren Körper und Geist durch tiefe, langsame Atemzüge zu entspannen. Lassen Sie Gedanken und Sorgen los und konzentrieren Sie sich auf den gegenwärtigen Moment.

Schritt 2: Tiefenentspannung

Konzentrieren Sie sich darauf, Ihren Körper vollständig zu entspannen, indem Sie bei den Füßen beginnen und sich langsam zum Kopf hinaufbewegen. Lösen Sie Muskelverspannungen und atmen Sie tief durch.

Während Sie tiefer in die Entspannung eintauchen, lassen Sie Ihren Geist zur Ruhe kommen und in einen Zustand der Empfänglichkeit eintreten.

Schritt 3: Erweitern Sie Ihre Wahrnehmung

Richten Sie Ihre Aufmerksamkeit auf den gegenwärtigen Augenblick und auf Ihren Körper. Nehmen Sie Ihre körperlichen Empfindungen wahr, wie Atmung, Herzschlag und alle anderen Empfindungen, die in Ihrem Körper vorhanden sind.

Erweitern Sie dann Ihre Wahrnehmung über den physischen Körper hinaus und nehmen Sie Ihre Umgebung wahr. Nehmen Sie die Geräusche, Gerüche und Empfindungen der Umgebung wahr und erlauben Sie sich, eine umfassendere Verbindung mit allem um Sie herum zu spüren.

Schritt 4: Innere Erkundung

Richten Sie Ihre Aufmerksamkeit auf die innere Welt. Beobachten Sie Ihre Gedanken, Gefühle und inneren Empfindungen. Seien Sie offen und empfänglich für jede Erfahrung, die auftaucht, ohne zu urteilen oder Widerstand zu leisten.

Erforschen Sie verschiedene Schichten Ihres Bewusstseins und tauchen Sie tiefer in Ihr inneres Selbst ein. Seien Sie bereit, sich mit Teilen Ihres Selbst zu verbinden, die vielleicht vergessen oder verborgen sind.

Schritt 5: Verbinden Sie sich mit dem universellen Bewußtsein

Öffnen Sie sich für ein erweitertes Bewusstsein, das über die Grenzen des individuellen Selbst hinausgeht. Fühlen Sie sich mit dem universellen Bewusstsein verbunden, mit dem zusammenhängenden Gewebe aller Dinge.

Erlauben Sie sich, diese Verbindung und Einheit mit dem Universum zu spüren, und erkennen Sie sich selbst als einen einzigartigen und wertvollen Ausdruck dieses größeren Bewusstseins.

Schritt 6: Integration und Dankbarkeit

Nehmen Sie sich am Ende Ihrer bewusstseinserweiternden Praxis einen Moment Zeit, um über die Erfahrung nachzudenken. Erkenne jede Einsicht, jedes Verständnis oder jede Transformation, die während der Praxis stattgefunden hat.

Spüren Sie Dankbarkeit für die Möglichkeit, Ihr Bewusstsein zu erweitern, und für die tiefere Verbindung mit sich selbst und dem Universum. Drücken Sie Dankbarkeit für den Prozess des kontinuierlichen Wachstums und Lernens aus.

Regelmäßiges Üben von Techniken zur Bewusstseinserweiterung kann zu einem größeren Bewusstsein für sich selbst, andere und das Universum als Ganzes führen. Seien Sie offen, geduldig und empfänglich für die Erfahrungen, die sich auf dieser Reise ergeben. Erinnern Sie sich daran, dass jeder Mensch eine einzigartige und wertvolle Erfahrung machen kann, und dass es kein Richtig oder Falsch gibt, wenn es um Bewusstseinserweiterung geht.

55
Aktivierung der DNA

Schritt 1: Vorbereitung

Suchen Sie sich einen ruhigen Ort, an dem Sie sich ohne Unterbrechungen konzentrieren können. Setzen oder legen Sie sich in eine bequeme Position und halten Sie Ihre Wirbelsäule aufrecht.

Atmen Sie ein paar Mal tief durch, um Körper und Geist zu entspannen und Gedanken und Sorgen loszulassen.

Schritt 2: Intention

Setzen Sie sich eine klare Absicht für die DNA-Aktivierung. Vielleicht möchten Sie Ihr menschliches Potenzial erwecken und besser nutzen, Ihr spirituelles Bewusstsein stärken oder Heilung und Gleichgewicht auf allen Ebenen fördern.

Behalten Sie diese Absicht während des gesamten Prozesses in Ihrem Herzen und Ihrem Geist.

Schritt 3: Visualisierung

Schließen Sie die Augen und beginnen Sie, einen Strom reinen weißen Lichts zu visualisieren, der aus dem Kosmos herabkommt und sich durch Ihren Scheitel (Kronenchakra) bewegt.

Sehen Sie, wie dieses Licht sanft Ihren Körper durchdringt und durch jede Zelle, jedes Organ und jedes System Ihres Wesens wandert.

Schritt 4: Mantras und Affirmationen

Während du dir vorstellst, dass das Licht durch deinen Körper fließt, wiederhole Mantras oder Affirmationen, die mit dir in Resonanz stehen. Du könntest zum Beispiel sagen: „Ich aktiviere meine DNA für das höchste Potenzial an Liebe, Weisheit und Heilung" oder eine andere Affirmation, die mit deiner Absicht in Resonanz steht.

Spüren Sie die Schwingung und Energie der Worte, während Sie sie wiederholen, und erlauben Sie ihnen, sich in Ihr Wesen zu integrieren.

Schritt 5: Bewusstes Atmen

Konzentrieren Sie sich auf Ihre Atmung und beginnen Sie, bewusst zu atmen. Atme tief durch die Nase ein und durch den Mund aus und lasse die Lebensenergie durch dich fließen.

Stellen Sie sich beim Atmen vor, dass jedes Einatmen Ihre DNA aktiviert und energetisiert, Ihr Bewusstsein erweitert und Sie mit Ihrem höheren Selbst verbindet.

Schritt 6: Dankbarkeit und Abschluss

Nehmen Sie sich am Ende der DNA-Aktivierungspraxis einen Moment Zeit, um Dankbarkeit für die Erfahrung und für die Möglichkeit, Ihr Potenzial zu erweitern und zu wecken, auszudrücken.

Stellen Sie sich vor, wie das strahlende Licht Ihr ganzes Wesen erfüllt und in die Welt um Sie herum ausstrahlt und Liebe und positive Energie verbreitet.

Denken Sie daran, dass die Aktivierung der DNA ein kontinuierlicher und allmählicher Prozess ist. Regelmäßiges Üben und die Offenheit, Veränderungen und Erkenntnisse zu empfangen, sind unerlässlich. Seien Sie bereit, sich mit Ihrem höheren Selbst zu verbinden, und vertrauen Sie auf Ihren individuellen Prozess der Entwicklung und des Wachstums.

Warnung: Es ist wichtig zu betonen, dass die erwähnte DNA-Aktivierungstechnik ein spiritueller Ansatz ist. Das Konzept der DNA-Aktivierung wird oft mit esoterischen und metaphysischen Perspektiven in Verbindung gebracht. Es ist daher unerlässlich, diesen Praktiken mit einem offenen Geist und persönlichem Unterscheidungsvermögen zu begegnen.

56
Bewusstes Atmen

Schritt 1: Vorbereitung

Suchen Sie sich einen ruhigen, bequemen Platz, an dem Sie ungestört sitzen oder liegen können. Achten Sie darauf, dass Ihre Wirbelsäule aufrecht ist und die Luft frei fließen kann.

Schließen Sie die Augen oder halten Sie sie leicht geöffnet und richten Sie den Blick sanft auf einen festen Punkt vor Ihnen.

Schritt 2: Bewusstes Atmen

Richten Sie Ihre Aufmerksamkeit auf Ihre Atmung. Beobachten Sie den natürlichen Fluss der Luft, wie sie in Ihren Körper ein- und ausströmt.

Konzentrieren Sie sich auf das Gefühl des Atems in Ihren Nasenlöchern, die Bewegung Ihres Bauches oder den Luftstrom in Ihren Atemwegen.

Schritt 3: Tiefes Atmen

Beginnen Sie, tiefer zu atmen, indem Sie langsam durch die Nase einatmen und durch den Mund ausatmen. Spüren Sie, wie die Luft Ihre Lungen füllt, und erlauben Sie sich, sich mit jedem Ausatmen noch mehr zu entspannen.

Versuchen Sie, bei der tiefen Atmung Ihren Bauch beim Einatmen auszudehnen und ihn beim Ausatmen sanft zusammenzuziehen.

Schritt 4: Rhythmus und Zählen

Um Ihren Geist zu konzentrieren und einen Rhythmus zu finden, können Sie Ihre Atemzüge zählen. Atmen Sie beispielsweise bis vier ein, halten Sie den Atem einen Moment lang an und atmen Sie dann wieder bis vier aus.

Behalten Sie einen Rhythmus bei, der für Sie angenehm und natürlich ist, und passen Sie die Zählung nach Bedarf an.

Schritt 5: Beobachten ohne zu urteilen

Achten Sie beim bewussten Atmen auf alle Gedanken, Gefühle und körperlichen Empfindungen, die auftauchen. Beobachten Sie sie, ohne sie zu bewerten, und erlauben Sie ihnen, zu kommen und zu gehen, wie Wolken, die am Himmel vorüberziehen.

Wenn Ihre Gedanken abschweifen, lenken Sie Ihre Aufmerksamkeit sanft auf den Atem zurück, ohne sich um eine Unterbrechung oder Ablenkung zu kümmern.

Schritt 6: Entspannung und Gegenwärtigkeit

Während Sie bewusst weiteratmen, erlauben Sie sich, sich mit jedem Ausatmen noch mehr zu entspannen. Spüren Sie, wie sich Ihr Geist beruhigt und Ihr Bewusstsein sich auf den gegenwärtigen Moment ausdehnt.

Seien Sie ganz präsent in Ihrer Atemerfahrung und lassen Sie vergangene oder zukünftige Sorgen los. Seien Sie einfach da und atmen Sie bewusst.

Das regelmäßige Üben des bewussten Atmens kann helfen, den Geist zu beruhigen, Stress zu reduzieren und ein größeres Bewusstsein für den gegenwärtigen Moment zu entwickeln. Sie können diese Technik jeden Tag ein paar Minuten lang praktizieren oder immer dann, wenn Sie einen Moment der Ruhe und der Verbindung mit sich selbst brauchen.

Denken Sie daran, dass jeder Mensch seine eigenen Erfahrungen mit dem bewussten Atmen machen kann, passen Sie die Technik also so an, wie es für Sie am besten funktioniert.

57
Zellregeneration

Schritt 1: Vorbereitung

Suchen Sie sich einen ruhigen Ort, an dem Sie sich bequem hinsetzen oder hinlegen können, ohne unterbrochen zu werden. Achten Sie darauf, dass Ihre Wirbelsäule aufrecht ist, um die Atmung und den Energiefluss zu erleichtern.

Schließen Sie die Augen oder halten Sie sie leicht geöffnet, und richten Sie Ihren Blick sanft auf einen festen Punkt vor Ihnen.

Schritt 2: Entspannung

Beginnen Sie, Ihren Körper und Geist durch tiefe, langsame Atemzüge zu entspannen. Lassen Sie mit jedem Ausatmen jegliche Anspannung oder Stress los.

Konzentrieren Sie sich darauf, jeden Teil Ihres Körpers zu entspannen, von Ihren Füßen bis zu Ihrem Kopf. Spüren Sie, wie Sie in ein tiefes Gefühl der Ruhe und Gelassenheit eintauchen.

Schritt 3: Intention und Fokus

Setzen Sie sich eine klare Absicht für die Zellregeneration und konzentrieren Sie sich auf die Heilung und Verjüngung Ihres Körpers auf zellulärer Ebene.

Stellen Sie sich vor, dass sich die Zellen Ihres Körpers mit Vitalität und Gesundheit erneuern und regenerieren. Stellen Sie sich vor, dass sie in einem intensiven, strahlenden Licht leuchten.

Schritt 4: Energetische Atmung

Beginnen Sie tief und bewusst zu atmen und achten Sie auf Ihren Atem. Stellen Sie sich beim Einatmen vor, dass Sie vitale, heilende Energie in Ihren Körper bringen.

Stellen Sie sich vor, wie diese Energie in jede Zelle fließt und sie nährt und belebt. Fühlen Sie sich bei jedem Einatmen von dieser heilenden Energie erfüllt.

Schritt 5: Visualisierung und Affirmationen

Stellen Sie sich beim Atmen vor, wie sich jede Zelle in Ihrem Körper erneuert und regeneriert. Sehen Sie, wie sie lebendig und gesund werden und ihren optimalen Zustand wiedererlangen.

Begleiten Sie diese Visualisierung mit positiven Affirmationen, z. B. „Meine Zellen regenerieren sich mit Gesundheit und Vitalität", „Mein Körper ist ein Vehikel für Heilung und Verjüngung" oder anderen Sätzen, die für Sie stimmig sind.

Schritt 6: Dankbarkeit und Abschluss

Nehmen Sie sich am Ende der Zellregenerationsübung einen Moment Zeit, um Dankbarkeit für Ihren Körper und den gesamten Heilungsprozess, der stattfindet, auszudrücken.

Danken Sie Ihren Zellen für ihre lebenswichtige Funktion und ihre Fähigkeit, sich zu regenerieren. Fühlen Sie sich voller Dankbarkeit und Liebe für sich selbst und Ihren Körper.

Regelmäßige Übungen zur Zellregeneration können die Gesundheit, das Wohlbefinden und die Vitalität Ihres Körpers fördern. Denken Sie daran, dass Visualisierung und Affirmationen kraftvolle Mittel sind, um Energie und Absicht zu lenken, und dass ständige Übung mit der Zeit positive Ergebnisse bringen kann.

58
Das Sternenkind finden

Schritt 1: Selbstbefragung und Reflexion

Nehmen Sie sich einen ruhigen Moment, um sich selbst zu befragen und zu reflektieren. Fragen Sie sich, ob Sie sich tief mit dem Kosmos verbunden fühlen, ob Sie das Gefühl haben, zu etwas Größerem als nur der Erde zu gehören, und ob Sie sich in irgendeiner Weise anders oder besonders fühlen.

Beobachten Sie Ihre Lebenserfahrungen, Ihre Wahrnehmungen und Intuitionen. Achten Sie auf ungewöhnliche Eigenschaften, Fähigkeiten oder Gaben, die Sie vielleicht haben.

Schritt 2: Recherchieren und erforschen

Recherchieren und studieren Sie die Eigenschaften, die mit „Sternenkindern" in Verbindung gebracht werden. Dies kann Informationen über die Herkunft der Sterne, Seelenmissionen, intuitive Fähigkeiten, Sensibilität für die Umwelt, tiefes

Einfühlungsvermögen, spirituelle Verbindungen und andere Aspekte beinhalten.

Während Sie über diese Eigenschaften lesen, schauen Sie, ob sie mit Ihnen und Ihren eigenen inneren Erfahrungen und Empfindungen übereinstimmen.

Schritt 3: Selbstverbundenheit und Intuition

Üben Sie sich in Momenten der Stille und Introspektion, um sich mit Ihrem inneren Selbst zu verbinden. Dies kann durch Meditation, stille Kontemplation oder andere Praktiken geschehen, die helfen, den Geist zu beruhigen und das Herz zu öffnen.

Achten Sie darauf, welche Einsichten, Intuitionen oder Gefühle in diesen Momenten der Selbstverbundenheit auftauchen. Achten Sie besonders auf Informationen, die auf eine Verbindung mit den Sternen oder einen kosmischen Ursprung hindeuten könnten.

Schritt 4: Suchen Sie nach Gemeinschaft

Suchen Sie nach Online-Gemeinschaften oder lokalen Gruppen, die sich dem Studium und der Diskussion über „Sternenkinder" widmen. Schließen Sie sich mit anderen zusammen, die ähnliche Erfahrungen gemacht haben, und tauschen Sie Wissen und Geschichten aus.

Nehmen Sie an Diskussionen teil, stellen Sie Fragen und teilen Sie Ihre eigenen Erfahrungen mit, um Ihr Verständnis zu vertiefen und sich in diesem Prozess der Entdeckung unterstützt zu fühlen.

Schritt 5: Integration und Akzeptanz

Denken Sie daran, dass die Identifizierung als „Sternenkind" eine persönliche und einzigartige Reise für jeden Einzelnen ist. Seien Sie ungeachtet des Ergebnisses offen dafür, Ihre eigenen Erfahrungen und Wahrnehmungen zu akzeptieren und zu integrieren.

Erkennen Sie, dass wir alle kosmische Wesen sind, die auf vielfältige und sinnvolle Weise mit dem Universum verbunden sind, unabhängig davon, ob wir uns ausdrücklich als „Sternenkinder" identifizieren oder nicht.

Es ist wichtig, diese Erkundung mit einem offenen Geist und einer gesunden Portion Unterscheidungsvermögen anzugehen. Denken Sie daran, dass die Selbstentdeckung ein fortlaufender Prozess ist und dass Sie die beste Autorität auf Ihrer eigenen spirituellen Reise sind.

59
Zugang zum Sternentor

Schritt 1: Vorbereitung und Intention

Suchen Sie sich einen ruhigen Ort, an dem Sie bequem sitzen oder liegen können, ohne gestört zu werden. Achten Sie darauf, dass Ihre Wirbelsäule aufrecht ist, um die Atmung und den Energiefluss zu erleichtern.

Setzen Sie sich eine klare Absicht, sich mit einem Stargate zu verbinden. Stellen Sie sich vor, dass Sie offen und empfänglich für die Energie und die Erfahrungen sind, die während des Prozesses auftauchen können.

Schritt 2: Meditation und Entspannung

Beginnen Sie mit einer Meditationspraxis, um Ihren Geist zu entspannen und Ihren Körper zu beruhigen. Dies kann durch bewusste Atemtechniken, geführte Visualisierungen oder jede andere Methode geschehen, mit der Sie sich wohl fühlen.

Lassen Sie Ihren Geist zur Ruhe kommen und öffnen Sie sich für ein Gefühl der Ruhe und Empfänglichkeit. Lassen Sie die Gedanken und Sorgen des Alltags los.

Schritt 3: Visualisierung und Intention

Visualisieren Sie ein Stargate vor sich, sei es ein Lichtportal, ein Dimensionsportal oder ein anderes Bild, das Sie anspricht. Spüren Sie die pulsierende, kraftvolle Energie, die von dem Portal ausgeht.

Intensivieren Sie Ihre Absicht, sich mit den Sternenwesen und -energien zu verbinden. Spüre, wie sich dein Herz öffnet und erlaube dir, von dieser Sternenenergie umhüllt zu werden.

Schritt 4: Erlaubnis und Hingabe

Erklären Sie laut oder innerlich Ihre Absicht, den Sternenenergien zu erlauben, sich mit Ihnen zu verbinden. Öffnen Sie sich für alle Botschaften, Einsichten und Erfahrungen, die während des Prozesses auftauchen können.

Seien Sie offen und empfänglich, vertrauen Sie dem Fluss der Energien und Ihrem eigenen Urteilsvermögen.

Schritt 5: Erkundung und Kommunikation

Während Sie sich mit dem Stargate verbinden, können Sie die anwesenden Energien und Sternenwesen erforschen und mit ihnen interagieren. Stellen Sie Fragen, teilen Sie Ihre Absicht mit und öffnen Sie sich dafür, Führung oder Einsichten zu erhalten.

Achten Sie auf alle Informationen, Bilder, Gefühle oder Erkenntnisse, die während dieser Zeit der Verbindung auftauchen können. Vertrauen Sie auf Ihre Intuition und erlauben Sie sich, die Dinge authentisch zu erleben.

Schritt 6: Abschluss und Dankbarkeit

Wenn Sie das Gefühl haben, dass Sie bereit sind, die Übung zu beenden, danken Sie den Sternenwesen, dem Sternentor und sich selbst für diese Erfahrung.

Kehren Sie in das Bewusstsein Ihres physischen Körpers zurück, bewegen Sie sich sanft und nehmen Sie sich einen Moment Zeit, um das Gelernte oder die Erkenntnisse, die Sie erhalten haben, zu integrieren.

Denken Sie daran, dass der Zugang zum Sternentor eine persönliche und einzigartige Erfahrung für jeden Einzelnen ist. Regelmäßige Übung und Offenheit für diese Erfahrungen können zu einem größeren Kontakt mit Sternenenergien und -wesen führen. Vertrauen Sie auf Ihre eigene Reise und folgen

Sie Ihrer Intuition, wenn Sie diesen Weg der kosmischen Verbindung erforschen.

60
Energetische Transmutation

Schritt 1: Energetisches Gewahrsein

Werden Sie sich der Energien um Sie herum bewusst, sowohl innerlich als auch äußerlich. Beobachten Sie Ihre eigenen Gefühle, Gedanken und körperlichen Empfindungen. Nehmen Sie auch die Energien in Ihrer Umgebung und in der Interaktion mit anderen Menschen wahr.

Erkennen Sie, dass alle Energien eine einzigartige Schwingung und Qualität haben.

Schritt 2: Intention und Fokus

Setzen Sie sich die klare Absicht, negative Energien umzuwandeln und in positive zu transformieren. Nehmen Sie sich vor, mit den Energien in einer Weise zu arbeiten, die für Sie selbst und andere von Vorteil ist.

Richten Sie Ihre Aufmerksamkeit auf bestimmte Bereiche, in denen Sie das Gefühl haben, dass es negative oder blockierte Energien gibt, die umgewandelt werden müssen.

Schritt 3: Visualisierung und Alchemie

Stellen Sie sich vor, dass Sie von einem weißen, goldenen oder farbigen Licht umgeben sind, das für reine, transformative Energie steht. Spüren Sie, wie dieses Licht Ihr ganzes Wesen durchdringt und Sie mit einem Gefühl von Frieden, Liebe und Harmonie erfüllt.

Stellen Sie sich vor, wie sich dieses Licht über Sie hinaus ausbreitet und die negativen Energien, die Sie identifiziert haben, einhüllt. Sehen Sie, wie diese Energien aufgelöst und in reines positives Licht umgewandelt werden.

Schritt 4: Bewusstes Atmen

Nutzen Sie die Atmung als Werkzeug für die energetische Umwandlung. Atmen Sie tief ein und stellen Sie sich vor, wie reines Licht in Ihren Körper eindringt. Wenn Sie ausatmen, lassen Sie jegliche negative Energie los und erlauben Sie ihr, vom Licht umgewandelt zu werden.

Setzen Sie diesen Prozess des bewussten Atmens fort und erlauben Sie dem reinen Licht, jede Zelle Ihres Körpers zu füllen und jegliche negative Energie, die vorhanden sein mag, umzuwandeln.

Schritt 5: Intention der Liebe und Heilung

Setzen Sie eine Absicht der Liebe und Heilung für alle Energien, die am Transmutationsprozess beteiligt sind. Fühle ein tiefes Mitgefühl für diese Energien und erkenne, dass auch sie Teile des Ganzen sind.

Beziehe die umgewandelten Energien in eine Absicht der Heilung und Harmonie ein und wünsche ihnen, dass sie ihr Gleichgewicht finden und sich in den universellen Fluss von Liebe und Licht integrieren.

Schritt 6: Regelmäßige Praxis und Selbstfürsorge

Die Energieumwandlung ist eine fortlaufende Praxis. Nehmen Sie sich regelmäßig Zeit, um diese Techniken auszuführen, denn sie werden dazu beitragen, Ihr Energiefeld sauber und ausgeglichen zu halten.

Kümmern Sie sich außerdem um sich selbst, indem Sie Selbstfürsorge betreiben und eine gesunde Routine entwickeln. Dazu gehören ausreichende Ruhepausen, nahrhaftes Essen, Entspannungsübungen und Aktivitäten, die das allgemeine Wohlbefinden fördern.

Denken Sie daran, dass die Energieumwandlung ein individueller Prozess ist und dass jeder Mensch seine eigenen Ansätze und Techniken finden kann. Vertrauen Sie auf Ihre Intuition und passen Sie die Praktiken an das an, was für Sie stimmig ist. Je geschickter Sie in der Energieumwandlung werden, desto harmonischer und lebendiger können Sie Ihre innere und äußere Umgebung gestalten.

61
Verankerung

Schritt 1: Körperbewusstsein

Beginnen Sie damit, sich Ihres physischen Körpers bewusst zu werden. Setzen oder stellen Sie sich bequem hin. Schließen Sie die Augen und atmen Sie ein paar Mal tief durch, um sich zu entspannen.

Spüren Sie den Kontakt Ihres Körpers mit dem Stuhl, dem Boden oder jeder Oberfläche, an die Sie sich anlehnen. Achten Sie auf die körperlichen Empfindungen, wie Druck, Gewicht und Wärme.

Schritt 2: Verbinden Sie sich mit der Erde

Stellen Sie sich Wurzeln vor, die von Ihren Füßen ausgehen (oder von der Basis Ihrer Wirbelsäule, wenn Sie sitzen). Diese Wurzeln reichen tief in den Boden und verbinden sich mit dem Kern der Erde.

Spüren Sie, wie die Energie der Erde durch die Wurzeln aufsteigt und in Ihren Körper strömt. Diese Energie ist stabil, stark und verwurzelt.

Schritt 3: Atmung und Intention

Nutzen Sie Ihren Atem, um Ihre Verankerung zu stärken. Stellen Sie sich beim Einatmen vor, dass Sie die Energie der Erde nach oben zu Ihrem Körper ziehen. Wenn Sie ausatmen, lassen Sie zu, dass sich diese Energie in Ihrem Körper ausbreitet und ihn mit Vitalität füllt.

Setzen Sie sich die klare Absicht, sich im gegenwärtigen Moment zu verankern und in Ihrem Körper präsent zu sein. Konzentrieren Sie sich darauf, ganz im Hier und Jetzt präsent zu sein, und lassen Sie alle Sorgen und zerstreuten Gedanken los.

Schritt 4: Visualisierung der Verankerung

Visualisieren Sie einen starken, stabilen Anker, der von Ihrer Basis (Füße oder Basis der Wirbelsäule) in Richtung des Erdmittelpunkts herabsteigt. Dieser Anker besteht aus einem stabilen Material, wie Metall oder Kristall.

Stellen Sie sich vor, wie dieser Anker tief in den Erdkern eindringt und eine sichere und stabile Verbindung herstellt.

Schritt 5: Integration und Ausdehnung

Spüren Sie das Gefühl, verwurzelt und verankert zu sein. Nehmen Sie wahr, wie diese Verbindung mit der Erde Ihrem Körper und Ihrem Geist Stabilität, Sicherheit und Gleichgewicht verleiht.

Erlauben Sie sich aus diesem verankerten Zustand heraus, sich auszudehnen und mit der Welt um Sie herum zu interagieren. Fühlen Sie sich geerdet und bleiben Sie gleichzeitig offen dafür, Energie zu empfangen und zu teilen.

Schritt 6: Regelmäßige Praxis

Verankerung ist eine Praxis, die Sie in Ihr tägliches Leben integrieren können. Nehmen Sie sich jeden Tag ein paar Minuten Zeit, um sich mit der Erde zu verbinden und Ihre Verankerung zu verstärken.

Erinnern Sie sich auch in Stresssituationen, bei Angst oder wenn Sie sich unausgeglichen fühlen, daran, sich bewusst zu verankern, um Ihre emotionale und geistige Stabilität wiederzuerlangen.

Denken Sie daran, dass die Verankerung ein mächtiges Werkzeug ist, um Ihre Energien auszugleichen und sich mit der Gegenwart zu verbinden. Üben Sie regelmäßig und passen Sie die Techniken Ihren persönlichen Vorlieben entsprechend an. Wenn Sie sich verankert fühlen, werden Sie den Herausforderungen des Lebens mit größerer Stabilität und Klarheit begegnen können.

62
Arcturianische Resonanz

Schritt 1: Intention und Offenheit

Setzen Sie sich eine klare Absicht, sich auf die arkturianischen Energien einzustimmen und mit ihnen in Resonanz zu gehen. Seien Sie offen und empfänglich für den Empfang der Botschaften und Schwingungsfrequenzen der Arkturianer.

Seien Sie bereit, sich mit der Liebe, Weisheit und Heilung zu verbinden, die die Arkturianer anbieten können.

Schritt 2: Vorbereitung und Umgebung

Wählen Sie einen ruhigen Ort, an dem Sie bequem sitzen oder liegen können. Achten Sie darauf, dass die Umgebung sauber und frei von Ablenkungen ist. Wenn Sie möchten, können Sie Kerzen, Weihrauch oder Kristalle anzünden, um eine heilige Atmosphäre zu schaffen.

Schalten Sie alle externen Geräuschquellen wie Mobiltelefone oder Fernsehgeräte aus oder minimieren Sie sie.

Schritt 3: Meditation und Entspannung

Beginnen Sie mit einer Meditationspraxis, um Ihren Geist zu beruhigen und Ihren Körper zu entspannen. Dies kann durch bewusste Atemtechniken, geführte Visualisierungen oder jede andere Methode geschehen, mit der Sie sich wohl fühlen.

Erlauben Sie Ihrem Geist, sich zu beruhigen und in einen rezeptiven meditativen Zustand einzutreten. Öffnen Sie sich für die Erfahrung, sich auf die arkturianischen Energien einzustimmen.

Schritt 4: Einstimmung auf die arkturianische Frequenz

Visualisieren Sie ein helles, bläuliches Licht, das Ihr ganzes Wesen umhüllt. Spüren Sie, wie dieses Licht jede Zelle Ihres Körpers durchdringt und Ihnen ein Gefühl von Frieden, Harmonie und bedingungsloser Liebe vermittelt.

Öffnen Sie Ihr Herz, um die arkturianischen Schwingungsfrequenzen zu empfangen. Stellen Sie sich vor, wie Sie sich auf das kollektive Bewusstsein der Arkturianer einstimmen und ihre Weisheit und Heilung zu Ihnen fließen lassen.

Schritt 5: Kommunikation und Interaktion

Stellen Sie Fragen oder teilen Sie den Arkturianern Ihre Absichten mit. Sei es durch Gedanken, gesprochene Worte oder sogar schriftlich.

Seien Sie offen für Botschaften, Einsichten, Führungen oder körperliche Empfindungen, die während Ihrer Einstimmung auftauchen können. Vertrauen Sie Ihrer Intuition und erlauben Sie sich, in die Erfahrung der arkturianischen Resonanz einzutauchen.

Schritt 6: Abschluss und Dankbarkeit

Wenn Sie das Gefühl haben, dass es an der Zeit ist, Ihre Praxis zu beenden, danken Sie den Arkturianern und den Energien, mit denen Sie sich verbunden haben. Drücken Sie Ihre Dankbarkeit für die Weisheit und Heilung aus, die Sie erhalten haben.

Kehren Sie in Ihr gegenwärtiges Bewusstsein zurück, bewegen Sie sich sanft und nehmen Sie sich einen Moment Zeit, um über Ihre Erfahrung nachzudenken. Schreiben Sie alle Erkenntnisse oder Informationen auf, die Sie erhalten haben.

Denken Sie daran, dass die arkturianische Resonanz eine persönliche und einzigartige Erfahrung für jeden Einzelnen ist. Üben Sie regelmäßig und vertrauen Sie auf Ihre eigene Intuition und Unterscheidungskraft. Wenn Sie diese Praxis vertiefen, können Sie eine tiefere und bedeutungsvollere Verbindung mit den Arkturianern und ihren Energien der Liebe und Heilung entwickeln.

63
Selbsterkenntnis

Schritt 1: Intention und Offenheit

Setzen Sie sich die klare Absicht, Selbsterkenntnis zu suchen, und seien Sie offen dafür, sich selbst auf ehrliche und mitfühlende Weise zu erforschen. Seien Sie bereit, sich selbst auf einer tieferen Ebene kennen zu lernen, einschließlich Ihrer Gedanken, Gefühle, Überzeugungen und Verhaltensmuster.

Seien Sie offen dafür, Einsichten zu erhalten und besser zu verstehen, wer Sie sind.

Schritt 2: Reflexion und Selbstbefragung

Nehmen Sie sich Zeit für Reflexion und Selbstbefragung. Stellen Sie sich tiefgründige Fragen über Ihre Lebenserfahrungen, Ihre Motivationen, Ihre Werte und Ihre Wünsche. Hinterfragen Sie Ihre einschränkenden Glaubenssätze und sich wiederholenden Muster.

Schreiben Sie Ihre Überlegungen in einem Tage- oder Notizbuch auf, denn das hilft Ihnen, Ihre Gedanken zu klären und Ihre Entdeckungen festzuhalten.

Schritt 3: Praktiken der Selbstverbundenheit

Widmen Sie sich Praktiken, die Ihnen helfen, sich mit sich selbst zu verbinden, wie Meditation, Yoga, Spaziergänge in der Natur, Kunst oder jede andere Aktivität, die es Ihnen ermöglicht, präsent und im Einklang mit Ihrem Wesen zu sein.

Probieren Sie verschiedene Techniken aus und finden Sie diejenigen, die Sie ansprechen und Ihnen Momente der Stille, der Selbstbeobachtung und der Selbstreflexion ermöglichen.

Schritt 4: Bewusste Selbstbeobachtung

Kultivieren Sie die Fähigkeit, sich selbst bewusst und ohne Wertung zu beobachten. Beobachten Sie Ihre Gedanken, Gefühle und Ihr Verhalten, ohne sich völlig darauf einzulassen. Werden Sie ein neutraler Beobachter Ihrer selbst.

Werden Sie sich Ihrer automatischen Muster und Reaktionen bewusst. Wenn Sie sich selbst objektiv beobachten, können Sie Bereiche für Wachstum und Veränderung erkennen.

Schritt 5: Akzeptanz und Mitgefühl

Üben Sie sich in Akzeptanz und Mitgefühl für sich selbst. Erkennen Sie, dass Sie ein menschliches Wesen sind, das sich ständig weiterentwickelt, und dass wir alle Bereiche mit Stärken und Schwächen haben. Seien Sie freundlich zu sich selbst, wenn Sie Teile von sich entdecken, die herausfordernd oder schwierig sind.

Heiße alle Facetten deines Wesens mit Liebe und Verständnis willkommen.

Schritt 6: Suchen Sie nach externem Wissen

Suchen Sie externes Wissen durch Bücher, Kurse, Vorträge, Therapien oder jede andere Quelle, die Einsichten und Perspektiven zur Selbsterkenntnis bieten kann.

Seien Sie offen dafür, von verschiedenen Philosophien, spirituellen Praktiken, therapeutischen Ansätzen oder Glaubenssystemen zu lernen, die mit Ihnen in Resonanz stehen und Ihnen auf Ihrer Reise der Selbsterkenntnis helfen.

Schritt 7: Integration und Selbsttransformation

Während Sie Erkenntnisse über sich selbst gewinnen, suchen Sie nach Möglichkeiten, diese Entdeckungen in Ihr tägliches Leben zu integrieren. Ermitteln Sie Bereiche, in denen Sie wachsen und sich weiterentwickeln wollen, und unternehmen Sie konkrete Schritte, um positive Veränderungen zu fördern.

Seien Sie offen dafür, sich zu verändern, wenn Sie sich selbst besser kennen lernen, und nutzen Sie die Kraft der Selbsterkenntnis, um ein authentischeres und sinnvolleres Leben zu führen.

Denken Sie daran, dass die Reise der Selbsterkenntnis kontinuierlich und nicht linear verläuft. Üben Sie regelmäßig und seien Sie geduldig mit sich selbst. Wenn Sie Ihre Selbsterkenntnis vertiefen, werden Sie eine tiefere Verbindung zu sich selbst und der Welt um Sie herum kultivieren.

64
Gaben erkennen

Schritt 1: Selbsterkundung und Selbsterkenntnis

Nehmen Sie sich die Zeit, sich selbst zu erforschen und Selbsterkenntnis zu entwickeln. Beobachten Sie Ihre Interessen, Ihre Fähigkeiten und die Bereiche, in denen Sie neugierig sind. Achten Sie auf die Tätigkeiten, in denen Sie von Natur aus gut sind und die Ihnen Freude und Befriedigung bereiten.

Machen Sie eine Liste der Dinge, die Sie gerne tun und in denen Sie sich wohl fühlen. Schreiben Sie alle Talente und Fähigkeiten auf, die Sie bereits in sich entdeckt haben.

Schritt 2: Experimentieren und Erforschen

Erlauben Sie sich, zu experimentieren und verschiedene Interessensgebiete zu erkunden. Probieren Sie neue Aktivitäten aus, nehmen Sie an Workshops teil, besuchen Sie Kurse oder suchen Sie sich Mentoren, die Sie bei Ihrer Entdeckungsreise begleiten können.

Seien Sie offen dafür, aus Ihrer Komfortzone herauszutreten und neue Dinge auszuprobieren. Manchmal kann man eine verborgene Begabung entdecken, indem man Bereiche erkundet, die man vorher nie in Betracht gezogen hat.

Schritt 3: Beobachten Sie Reaktionen und Feedback

Beobachten Sie die Reaktionen der Menschen um Sie herum, wenn Sie sich mit bestimmten Aktivitäten beschäftigen. Achten Sie auf die Komplimente, positiven Kommentare und Rückmeldungen, die Sie erhalten. Dies kann Ihnen wertvolle Hinweise auf Ihre natürliche Begabung geben.

Seien Sie offen für konstruktives Feedback und die Sichtweise anderer. Manchmal können andere Talente und Fähigkeiten in Ihnen sehen, die Sie selbst noch nicht erkannt haben.

Schritt 4: Leidenschaft und Flow aufspüren

Achten Sie auf die Tätigkeiten, die Ihnen Energie geben und bei denen Sie das Zeitgefühl verlieren. Das sind die Tätigkeiten, bei denen Sie Ihre natürlichen Gaben zum Ausdruck bringen.

Achten Sie darauf, wie Sie sich fühlen, wenn Sie in eine Tätigkeit vertieft sind. Das Gefühl von Fluss, Begeisterung und Freude kann ein Indikator dafür sein, dass Sie mit Ihren Gaben verbunden sind.

Schritt 5: Selbstreflexion und Selbsteinschätzung

Nehmen Sie sich etwas Zeit, um über Ihre Stärken und Talente nachzudenken. Machen Sie eine Liste der Dinge, die Sie gut können, und der Fähigkeiten, die andere an Ihnen erkennen.

Überlegen Sie, wie Sie diese Gaben in verschiedenen Bereichen Ihres Lebens einsetzen können, z. B. bei der Arbeit, in Beziehungen, bei Hobbys oder in der Gemeindearbeit.

Schritt 6: Kultivieren und verbessern Sie Ihre Gaben

Sobald Sie Ihre Gaben erkannt haben, suchen Sie nach Möglichkeiten, sie zu kultivieren und zu verbessern. Dies kann durch regelmäßiges Üben, Ausbildung, Training oder Mentoring geschehen.

Suchen Sie nach Möglichkeiten, Ihre Gaben mit anderen zu teilen, und finden Sie Wege, sie in Ihrem täglichen Leben anzuwenden.

Denken Sie daran, dass das Erkennen von Gaben ein individueller Prozess ist und Zeit braucht. Seien Sie geduldig mit sich selbst und vertrauen Sie Ihrer Intuition. Wenn Sie sich auf Ihre natürlichen Gaben einstimmen, werden Sie vielleicht ein größeres Gefühl von Sinn und Erfüllung in Ihrem Leben finden.

65
Arkturianisches Licht ausstrahlen

Schritt 1: Vorbereitung und Intention

Suchen Sie sich einen ruhigen Ort, an dem Sie sich bequem hinsetzen oder hinlegen können. Sorgen Sie dafür, dass Sie während der Übung nicht unterbrochen werden.

Setze dir die klare Absicht, das arkturianische Licht zum Wohle von dir und allen beteiligten Wesen auszustrahlen. Visualisieren Sie sich selbst als einen Lichtkanal, der mit den arkturianischen Energien verbunden und bereit ist, sie auszustrahlen.

Schritt 2: Einstimmung und Verbindung

Schließen Sie Ihre Augen und beginnen Sie tief zu atmen, damit sich Ihr Körper entspannen kann. Verbinde dich mit deiner Atmung und versetze dich in einen Zustand der Ruhe und Gelassenheit.

Visualisieren Sie ein strahlend weißes Licht, das von oben herabkommt und Ihr ganzes Wesen umhüllt. Spüren Sie, wie dieses reine, liebevolle Licht jede Zelle

Ihres Körpers durchdringt und Ihre Energie reinigt und stärkt.

Schritt 3: Aktivieren des arkturianischen Lichts

Visualisieren Sie einen Strahl leuchtend blauen Lichts, der vom Himmel herabsteigt, in Ihren Kopf eintritt und durch Ihren Körper fließt. Spüren Sie, wie sich dieses Licht ausdehnt und Ihr ganzes Wesen erfüllt.

Während das arkturianische Licht Ihr Wesen erfüllt, erlauben Sie sich, seine Qualitäten der Heilung, Weisheit und bedingungslosen Liebe aufzunehmen. Fühlen Sie sich mit dem arkturianischen Bewusstsein verbunden und erlauben Sie ihm, durch Sie zu fließen.

Schritt 4: Bestrahlung mit dem arkturianischen Licht

Stellen Sie sich vor, dass Sie in ein Feld strahlenden arkturianischen Lichts gehüllt sind. Während Sie atmen, stellen Sie sich vor, wie sich dieses Licht über Ihren Körper hinaus ausbreitet und auf die Umgebung um Sie herum ausstrahlt.

Erlaube dem arkturianischen Licht, sich über den physischen Raum hinaus auszudehnen und deine Gemeinschaft, dein Land und die ganze Welt zu umfassen. Visualisieren Sie, dass das arkturianische Licht allen Wesen Heilung, Frieden und Harmonie bringt.

Schritt 5: Intention für Heilung und Transformation

Während du das arkturianische Licht ausstrahlst, richte deine Absicht auf Heilung und Transformation. Senden Sie Liebe und Heilung an alle leidenden Wesen, an Konfliktgebiete und an die Heilung des Planeten als Ganzes.

Visualisieren Sie, wie das arkturianische Licht alle negativen Energien, Traumata oder Blockaden auflöst und durch Licht und Liebe ersetzt. Sieh, wie sich die Heilung ausbreitet und das Leben aller Wesen berührt.

Schritt 6: Dankbarkeit und Abschließen

Bedanke dich am Ende der Übung bei den arkturianischen Energien für ihre Anwesenheit und ihre Hilfe beim Ausstrahlen des Lichts. Bedanke dich dafür, dass du ein Kanal des Lichts bist und zur Heilung und Transformation der Welt beiträgst.

Kehren Sie in Ihr gegenwärtiges Bewusstsein zurück, öffnen Sie die Augen und tragen Sie das Gefühl der Verbindung mit dem arkturianischen Licht den ganzen Tag mit sich.

Erinnern Sie sich daran, dass das Ausstrahlen des arkturianischen Lichts eine Praxis ist, die Heilung, Liebe und Transformation bringen soll. Üben Sie regelmäßig und erlauben Sie sich, diese Verbindung mit den arkturianischen Energien auf Ihrer Reise des spirituellen Wachstums zu erforschen.

66
Aufstieg des Bewusstseins

Schritt 1: Achtsamkeit im gegenwärtigen Moment kultivieren

Praktizieren Sie Achtsamkeit und Achtsamkeit in Ihren täglichen Aktivitäten. Seien Sie ganz und gar im gegenwärtigen Moment präsent und nehmen Sie Ihre Empfindungen, Gedanken und Gefühle wahr.

Entwickeln Sie die Fähigkeit, Ihre Gedankenmuster und automatischen Reaktionen zu beobachten, ohne sich völlig auf sie einzulassen. Werden Sie ein neutraler Beobachter Ihres eigenen Geistes und Ihrer Gefühle.

Schritt 2: Erweitern Sie Ihr Bewußtsein

Erforschen Sie verschiedene spirituelle Praktiken, die Ihr Bewusstsein erweitern können, wie z. B. Meditation, Yoga, Visualisierungen und bewusste Atemtechniken. Diese Praktiken können helfen, Ihren Geist für subtilere Ebenen der Wahrnehmung und des Bewusstseins zu öffnen.

Schritt 3: Selbstbefragung und Selbstreflexion

Stellen Sie tiefgreifende Fragen über den Sinn Ihres Lebens, Ihre Überzeugungen, Werte und Identität. Hinterfragen Sie die Annahmen und einschränkenden Muster, die Ihr Bewusstsein möglicherweise einschränken.

Nehmen Sie sich regelmäßig Zeit für Selbstreflexion und die Analyse Ihrer Erfahrungen, lernen Sie daraus und versuchen Sie, als Mensch zu wachsen und sich weiterzuentwickeln.

Schritt 4: Suche nach Wissen

Suchen Sie nach Wissen in verschiedenen Bereichen, wie Philosophie, Spiritualität, Psychologie und Wissenschaft. Erforschen Sie verschiedene spirituelle Traditionen und philosophische Perspektiven, um Ihr Verständnis für die Welt und sich selbst zu erweitern.

Seien Sie offen dafür, von anderen zu lernen, und seien Sie bereit, Ihre eigenen festen Überzeugungen und Konzepte in Frage zu stellen.

Schritt 5: Praktizieren Sie Liebe und Mitgefühl

Kultivieren Sie Liebe und Mitgefühl für sich selbst und alle Wesen. Praktizieren Sie Handlungen der Freundlichkeit und Großzügigkeit. Entwickeln Sie die

Fähigkeit, die Menschheit als eine einzige, miteinander verbundene Familie zu sehen.

Machen Sie sich bewusst, wie sich Ihre Handlungen auf andere auswirken, und versuchen Sie stets, mit Mitgefühl und Empathie zu handeln.

Schritt 6: Stimmen Sie sich auf die innere Weisheit ein

Verbinden Sie sich mit Ihrer Intuition und inneren Weisheit. Lernen Sie, Ihrer inneren Stimme zu vertrauen und ihrer Führung zu folgen. Erlauben Sie Ihrer Intuition, Sie bei Ihren Entscheidungen zu leiten.

Schritt 7: Integration und Selbsttransformation

Während sich Ihr Bewusstsein erweitert, versuchen Sie, die gewonnenen Einsichten und Erkenntnisse in Ihr tägliches Leben zu integrieren. Streben Sie nach Selbsttransformation und arbeiten Sie daran, Ihre Handlungen und Verhaltensweisen mit Ihrer erweiterten Vision von sich selbst und der Welt in Einklang zu bringen.

Denken Sie daran, dass der Aufstieg des Bewusstseins ein kontinuierlicher und individueller Prozess ist. Respektieren Sie Ihr eigenes Tempo und seien Sie offen dafür, mit der Zeit zu wachsen und sich zu entwickeln. Erlauben Sie sich, mit Neugierde, Demut und Liebe in diese Reise der Bewusstseinserweiterung einzutauchen.

Danksagung

Liebe Leserin, lieber Leser,

ich möchte meine tiefe Dankbarkeit dafür zum Ausdruck bringen, dass Sie diesem Leitfaden für Techniken gefolgt sind. Energieheilung ist eine persönliche und sinnvolle Reise, die Hingabe, Offenheit und Ausdauer erfordert, und ich freue mich, dass ich diese Informationen mit Ihnen teilen konnte.

Denken Sie daran, dass jeder Mensch seinen eigenen Weg geht, und dass Sie die Macht haben, Ihre eigene innere Wahrheit zu erforschen und zu entdecken. Indem Sie die vorgestellten Techniken praktizieren, machen Sie einen wichtigen Schritt zur Erweckung Ihres höchsten Potenzials.

Die Suche nach Selbsterkenntnis, Heilung und spiritueller Entwicklung ist eine fortwährende Reise, und ich hoffe, dass diese Techniken einen wertvollen Ausgangspunkt für Sie dargestellt haben. Ich ermutige Sie, weiter zu forschen, zu lernen und in Ihrem eigenen Tempo zu wachsen.

Ich danke Ihnen aufrichtig für Ihre Hingabe, mit der Sie ein tieferes Verständnis für sich selbst und die Welt um Sie herum suchen. Mögen Sie Frieden, Freude und Inspiration auf Ihrer Reise des aufsteigenden Bewusstseins finden.

www.ingramcontent.com/pod-product-compliance
Lightning Source LLC
LaVergne TN
LVHW040047080526
838202LV00045B/3529